SOCIALE GENEESKUNDE OF PUBLIC HEALTH

SOCIALE GENEESKUNDE OF PUBLIC HEALTH

Toekomstperspectief van een uitdagend vakgebied

ONDER REDACTIE VAN

Prof. dr. D. Post en prof. dr. J. W. Groothoff

Bohn Stafleu Van Loghum
Houten/Mechelen 2003

© 2003 Bohn Stafleu Van Loghum, Houten
Alle rechten voorbehouden. Niets uit deze uitgave mag worden verveelvoudigd, opgeslagen in een geautomatiseerd gegevensbestand, of openbaar gemaakt, in enige vorm of op enige wijze, hetzij elektronisch, mechanisch, door fotokopieën, opnamen of enige andere manier, zonder voorafgaande schriftelijke toestemming van de uitgever.
Voorzover het maken van kopieën uit deze uitgave is toegestaan op grond van artikel 16B Auteurswet 1912 j° (het Besluit van 20 juni 1974, Stb.351, zoals gewijzigd bij het Besluit van 23 augustus 1985, Stb.471 en artikel 17 Auteurswet 1912, dient men de daarvoor wettelijk verschuldigde vergoedingen te voldoen aan de Stichting Reprorecht (Postbus 3060, 1230 KB Hoofddorp). Voor het overnemen van gedeelte(n) uit deze uitgave in bloemlezingen, readers en andere compilatiewerken (artikel 16 Auteurswet 1912) dient men zich tot de uitgever te wenden.

ISBN 90 313 4010 3
NUR 876
D/2003/3407/041

Bureauredactie: Jet Quadekker, Den Haag
Ontwerp omslag en lay-out: Peter Walvius BNO, Nijmegen

Bohn Stafleu Van Loghum
Het Spoor 2
3994 AK Houten

Motstraat 30
B-2800 Mechelen

www.bsl.nl

WOORD VOORAF

Is het noodzakelijk om een boekje te laten verschijnen over wat de sociale geneeskunde inhoudt? Is niet bekend welk gebied de sociale geneeskunde beslaat?

Als wij medische studenten vragen of ze in hun leven wel eens een sociaal-geneeskundige hebben ontmoet, zwijgen ze. Nooit een dergelijke dokter gezien. Als we vragen of ze nooit van de consultatiebureau-arts of de schoolarts hebben gehoord, of ze nooit van een bedrijfsarts hebben gehoord, gaat er een lichtje op. Ook in gezelschappen waarin we spreekbeurten houden over diverse aspecten van de sociale geneeskunde, maatschappelijke gezondheidszorg of public health, is het terrein van sociale geneeskunde onbekend. Men weet niet wat een sociaal-geneeskundige doet, wat zijn werkterrein inhoudt. Als we dan aangeven dat ongeveer 30% van alle in ons land werkzame artsen een baan heeft in de sociale geneeskunde, is men verbaasd en blijkt dat men arbo-artsen, GGD-artsen, jeugdartsen, enzovoort niet associeert met de sociale geneeskunde of de public health.

De uitgangspunten voor de sociaal-geneeskundige werkzaamheden zijn dus relatief onbekend en zelfs afgestudeerde artsen in de curatieve sfeer, huisartsen en specialisten, hebben moeite om de sociale geneeskunde goed te typeren en definiëren.

Om deze redenen hebben we gemeend dit grote aandachtsveld van de geneeskunde dat we typeren als 'omgevingsgeneeskunde' weer eens onder de aandacht te moeten brengen. Daarbij komt ook nog dat de laatste tijd de sociale geneeskunde en public health een steeds grotere aandacht krijgen in beleid en onderwijs. Men ontdekt dat met name de preventie en de aanpak van op de populatie gerichte maatregelen ter bevordering van de gezondheidstoestand van de bevolking een forse inbreng kunnen hebben bij het verkrijgen van gezondheidswinst naast die van de curatieve geneeskunde.

Er gaat een groot bedrag aan financiële middelen om in de gezondheidszorg, 40 miljard euro. Het overgrote deel wordt besteed aan de curatieve sector. De public health moet het doen met slechts een percentage van dit bedrag. Door meer kennis over dit belangrijke gebied te verspreiden, zal de aandacht van beleidmakers, regering en politiek, ook meer gericht kunnen worden op de public-health-sector.

Maar ook in het medisch onderwijs is de sociale geneeskunde altijd onderbelicht geweest. Het leek erop, en dat is eigenlijk nog steeds zo, dat medisch studenten worden opgeleid om specialist of huisarts te worden.

Het ziekenhuis staat centraal in de opleiding. Men leert nog steeds te weinig over de oorzaken van ziekte die gelegen zijn in de omgeving en ook over het omgaan met ziekten in het dagelijks leven. De invloed die arbeid, milieu, leefstijl en preventie uitoefenen op de gezondheid en op het wel of niet ontstaan van ziekte, komt in de artsenopleiding te weinig aan bod. Het vak sociale geneeskunde staat aan de rand van de opleiding, hoewel daarin een zekere kentering valt waar te nemen.

Al deze elementen hebben ons gestimuleerd om duidelijk te maken wat sociale geneeskunde inhoudt. Wij hopen dat onze publicatie kan bijdragen om het begrip van en voor de sociale geneeskunde/public health te vergroten, opdat er meer inspanning wordt gedaan om de gezondheidstoestand van onze bevolking op peil te houden en zelfs te verbeteren.

Groningen, november 2002   D. Post en J.W. Groothoff

OVER DE AUTEURS

Prof. dr. D. Post, sociaal-geneeskundige, is zijn loopbaan begonnen als huisarts. Na vijftien jaar in zijn apotheekhoudende praktijk het curatieve vakgebied te hebben beoefend, werd hij adviserend geneeskundige van het ziekenfonds in Zwolle (later Groene Land Achmea). Hij volgde de opleiding algemene gezondheidszorg in Leiden en werd in 1985 ingeschreven in het register van de sociale geneeskunde. In 1992 volgde de benoeming tot hoogleraar sociale geneeskunde aan de Rijksuniversiteit Groningen. Zijn specifieke aandachtsgebied is de organisatie, structuur en financiering van de gezondheidszorg. Als lid van de drie staatscommissies in de jaren negentig (commissie-Dunning, commissie-Biesheuvel en commissie-Welschen) is hij steeds actief bezig geweest met de ontwikkelingen in de gezondheidszorg.

Prof. dr. J. W. Groothoff studeerde sociologie, met als specialisatie medische sociologie, aan de Rijksuniversiteit Groningen (RuG). Sinds 1973 is hij verbonden aan de faculteit sociale geneeskunde aan de RuG, respectievelijk als wetenschappelijk medewerker (universitair docent), universitair hoofddocent, en bijzonder hoogleraar (arbeid en gezondheid). Zijn specifieke aandachtsgebied is arbeidsongeschiktheid; daarnaast heeft hij belangstelling voor volksgezondheid, ongelijkheid in gezondheid, en maatschappelijke reïntegratie.

'Health is not bought with chemist's pills
Not saved by the surgeon's knife
Health is not only the absence of ills
but the flight for the fullness of life.'

P. Hein, Deens schrijver en dichter

INHOUD

Hoofdstuk 1
Wat is sociale geneeskunde en public health? 1
1.1 Definiëring vanuit de historie 1
1.2 Definitie van public health 3
1.3 Terreinafbakening 6
1.4 Medische discipline 8

Hoofdstuk 2
Waar komt de sociale geneeskunde vandaan? 11
2.1 Hygiëne 12
2.2 Historie van de sociale geneeskunde 14
2.3 De huidige status 16

Hoofdstuk 3
Werkers in het veld 18
3.1 Beroepsuitoefening 18
3.2 Registratie van sociaal-geneeskundigen; takkenstructuur 19
3.3 Beroep en wetenschap 21
3.4 Plaats op de markt 22
3.5 Conclusie 23

Hoofdstuk 4
Gezondheid centraal 25
4.1 Het gezondheidsbegrip 26
4.2 Het gezondheidsmodel 28
4.3 Gezondheidszorgsysteem als determinant 30
4.4 Gezondheidswinst 32
4.5 Gezondheidsbevordering 34
4.6 Gezondheid van de populatie 35

Hoofdstuk 5
Het werkveld van de sociaal-geneeskundige 37
5.1 Beroepsgroepen 38
    5.1.1 Jeugdgezondheidszorg 38
    5.1.2 GGD-artsen 39

5.1.3   Beleidsartsen   40
5.1.4   Inspectieartsen   41
5.2   Arbeid en gezondheid   41
5.3   Samenwerking arbo-arts en curatieve zorg   43
5.4   Conclusie   45

Hoofdstuk 6
Prioriteiten in de public health   46
6.1   Preventie: toenemende aandacht   46
6.2   Europese aandacht voor public health   48
6.3   Prioriteiten van experts   49
6.4   Conclusie   50

Hoofdstuk 7
Het onderwijs in de sociale geneeskunde   52
7.1   Maatschappelijke gezondheidsaspecten   53
7.2   Eindtermen   54
7.3   Raamplan 2001   55
7.4   Nieuwe opleiding?   57
7.5   Academisch werkveld   60

Hoofdstuk 8
Nieuw elan in de sociale geneeskunde   62
8.1   Nieuw elan   64
8.2   Betere toerusting   64

Literatuur   66

Register   71

INLEIDING

De geneeskunde heeft zich van oudsher gericht op het verzorgen van zieken en op het streven hun ziekte te bestrijden. Men is daarin tot aan de vorige eeuw niet zo succesvol geweest. Tot aan het ontstaan van de moderne geneeskunde kon men niet veel meer dan het lijden wat verlichten. De oorzaak van vele, met name letale ziekten was niet bekend en het was dus ook niet mogelijk effectief, in de zin van causaal, op te treden. In de laatste halve eeuw heeft ondanks de flinke vorderingen in het medisch handelen toch een aantal schrijvers nog flink kritiek uitgeoefend op de geneeskunde. Illich (1978) heeft de moderne geneeskunde getypeerd als een maatschappelijk kwaad dat de hele samenleving tot één groot ziekenhuis maakt. De medicalisering is nog ernstiger dan de voordelen van de geneeskunde. Er ontstaat nogal eens iatrogene schade, ziekten en afwijkingen, veroorzaakt door het handelen van de arts (*iatros:* arts, *genesis:* ontstaan), stelde hij. Ook McKeown (1976) was een van de criticasters van de jaren zeventig. Hij omschreef met enige ironie het doel van de geneeskunde als hulp die door artsen wordt gegeven om mensen veilig op deze wereld te krijgen, ze zo gezond mogelijk door het leven te loodsen waarbij gepoogd wordt ziekte zo goed mogelijk te herstellen, en ze ten slotte te begeleiden naar de dood, zodat ze met niet al te veel ellende dit leven weer kunnen verlaten. Hij doelde dan vooral op de curatief werkende geneeskunde die louter op het individu is gericht. Het was vooral deze sterk individuele geneeskunde die volgens hem weinig vooruitgang heeft gebracht in termen van terugdringen van sterfte en verlenging van de levensverwachting. Het waren, naar zijn bevindingen, vooral de public-health-maatregelen, handelwijzen gericht op de verbetering van de leefsituatie van de populatie, die de sterfte sterk hadden doen dalen. Maar ook dat bekritiseerde hij later weer toen hij stelde dat de grote zegeningen voor de mens vooral in de voeding lagen, en niet in al de technische ingrepen waarvan de curatieve geneeskunde meent dat ze hebben bijgedragen aan de verbetering van de gezondheidstoestand van de populatie. De critici hebben de discussie over het doel van het medisch handelen sterk gestimuleerd, maar ze zijn op vele fronten duchtig tegengesproken. De vorderingen in de geneeskunde, zowel individueel als collectief geöriënteerd, hebben wel degelijk een bijdrage geleverd aan de verbetering van de gezondheid en aan de verlenging van de levensverwachting.

De historicus Sigerist (1962) heeft een bredere kijk op de doelstelling van de geneeskunde als hij zegt: 'Het doel van de geneeskunde is niet louter om ziekten te genezen, maar meer nog om mensen in hun omgeving aangepast te houden als waardevolle leden van de gemeenschap en hen te heraanpassen als ziekte hen in de macht heeft.' We zien hier dat de omgeving en de zieke een relatie met elkaar hebben.

En dat is nu precies het essentiële van de sociale geneeskunde: een verbinding leggen tussen de omgeving als beïnvloedende factor en de ziekte, of nog beter de gezondheid. Daarbij worden signalen die op individueel niveau worden verkregen en verzameld, vertaald naar collectieve interventies. Het aangrijpingspunt voor de sociale geneeskunde is de groep en niet primair het individu. Ongezondheid is daarbij het uitgangspunt, of liever gezegd het voorkómen van ongezondheid. De sociale geneeskunde gaat meer uit van het gezondheidsbegrip dan van het ziektebegrip. In dit geheel speelt de term 'gezondheidswinst' een grote rol. Hoe krijgen we met ons medisch handelen, sociaal-geneeskundig en curatief samen, meer gezondheidswinst? Heeft al ons handelen zoveel effect dat we ervan mogen spreken dat de gezondheidstoestand van de bevolking zal kunnen verbeteren? Met andere woorden: is in termen van kosten en baten er een positief saldo te verwachten van al onze inspanningen? En waar moeten we dan die inspanningen het meest zien te realiseren? Is dat op het terrein van de curatieve zorg of moet er veel meer inspanning worden gestoken in de public-health-activiteiten?

In de afgelopen jaren zien we een toenemende belangstelling voor de sociale geneeskunde en de public health. Aan bijna alle universiteiten is de leerstoel Sociale Geneeskunde bezet. Een andere mijlpaal was in 1993 de oprichting van de Netherlands School of Public Health (NSPH) ten behoeve van een postacademiale opleiding in de sociale geneeskunde.

In de sector van de niet-curatieve geneeskunde worden verschillende termen gehanteerd die in wezen synoniem zijn aan sociale geneeskunde, hoewel er hier en daar wel lichte accentverschillen zijn. Die termen zijn maatschappelijke gezondheidszorg, algemene gezondheidszorg, openbare gezondheidszorg. De Engelse term voor al deze begrippen is 'community medicine'. De tak van de sociale geneeskunde die zich vooral bezighoudt met de arbeidsgerelateerde problematiek noemt men 'occupational medicine' (arbeid en gezondheid). Public health en sociale geneeskunde zijn overlappende termen. Bij de definiëring van de begrippen en de omschrijving van de vakgebieden in hoofdstuk 1 zullen we hierop verder ingaan. In hoofdstuk 2 worden deze begrippen beschreven vanuit historisch perspectief.

De grotere belangstelling voor de sociale geneeskunde, het nieuwe elan in de beroepsgroep dat de laatste decennia aantoonbaar is en dat Louise Gunning-Schepers (1993) de renaissance van de public health heeft genoemd, heeft te maken met de vele problemen die we in de zorgsector tegenkomen en waarvoor niet direct een medische oplossing voorhanden is. De decaan van de Nordic School of Public Health in Göteborg, Köhler (1995), meent dat de belangstelling voor die public health te danken is aan de crisissituatie in de 'health care systems'. In vele landen is er discussie over de juiste vorm van het gezondheidszorgstelsel, omdat er op alle fronten moeilijkheden zijn in de gezondheidszorg, zowel wat betreft de organisatie als ook ten aanzien van het effect op gezondheidsproblemen. En dan gaat het om de forse toename van de kosten, de niet op te lossen sociaal-economische gezondheidsverschillen, de veranderende gezondheidsproblemen met meer chronisch zieken, meer existentiële problemen. In ons land uit zich de toenemende problematiek in de lange wachtlijsten, de tekorten in arbeidskracht in de gezondheidszorg en de kwaliteit van het medisch handelen. Köhler stelt: 'It is becoming more and more clear to a wider circle of politicians and professionals that the cause of diseases and thereby also their remedies are to be found outside the medical spheres, in the environment, in the working conditions, in the personal health behaviour, 'the lifestyle' and in human relations.' Veel gezondheidsproblemen kunnen niet worden opgelost door een conventionele medische behandeling, maar er dienen sociaal-geneeskundige interventies aan te worden toegevoegd.

Belangrijk is dat hij benadrukt dat 'the solutions of these health problems do not lie within the boundaries of medicine but it is a general problem of society where sectors outside the health care in reality play the most important role'. Hier wordt geduid op het facetbeleid: activiteiten in de collectieve sfeer, zoals waterzuivering, verkeersveiligheid, openbare verlichting, enzovoort.

Ringoir (1993) spreekt eveneens over de renaissance van de sociale geneeskunde en wijst op de integrale aanpak die nodig is om de maatschappelijke veranderingen die de gezondheid beïnvloeden in goede banen te leiden.

Uit al deze opmerkingen wordt wel duidelijk dat we zo langzamerhand in de richting gaan van het gegeven dat niet de ziekte centraal staat in de gezondheidszorg, maar dat gezondheid het begrip is waar het om gaat draaien. Hoe houden we mensen gezond en wat kunnen zij daar zelf aan doen? De populatie heeft daarvoor adviezen nodig. Daarnaast is natuurlijk het behandelen van ziekte een van de belangrijkste activiteiten van artsen. De curatieve zorg neemt wat dat betreft een zeer belangrijke positie in. Maar het mag niet als het meest belangrijk worden gezien in die zin dat andere gebieden daardoor op de tweede plaats zouden komen. Als het behandelen niet volledig succesvol is, zoals bij chronische aandoeningen, zal de gezondheidszorg moeten zorgen dat mensen kunnen blijven participeren aan en in die belangrijke levensdomeinen. Het gaat om het behalen van een zo groot mogelijke gezondheidswinst als we kijken naar de totale activiteit van de gezondheidszorg. Gezondheidswinst is voor zowel de curatieve als de preventieve sector dan ook een soort leidraad voor het handelen. In hoofdstuk 4 zullen we hier verder aandacht aan schenken.

Waar houden we ons in de sociale geneeskunde en de public health op dit moment mee bezig? Er zijn verschillende studies geweest om een soort prioriteitenlijst op te stellen, prioriteiten voor het handelen maar ook voor onderzoek. We zullen dit in hoofdstuk 6 verder bespreken nadat we in hoofdstuk 5 het werkveld van de sociaal-geneeskundige hebben geëxploreerd. Waarmee dient de arts die zich gaat specialiseren op het terrein van Arbeid-Maatschappij-Gezondheid (AMG) zich bezig te houden? De verschillende beroepen in de sociale geneeskunde zullen aan de orde komen (hoofdstuk 3).

De basisarts zal de beginselen van de sociale geneeskunde moeten kennen en zich vooral de denkwijze eigen moeten maken. Het goed inpassen van dit terrein in de medische opleiding is dus essentieel. We bespreken dit in hoofdstuk 7. Immers, alle artsen zouden een groot stuk van de sociale geneeskunde in hun bagage moeten meenemen. Ziekte is een resultante van interacties tussen lichamelijke processen en de omgeving. Arbeid speelt een rol, maar ook milieu en leefstijl. Zeker in de tijd waarin we thans leven en waarin steeds meer bekend wordt van het genetisch patroon van de mens lijkt die omgevingsfactor sterk in belang toe te nemen. We denken dat bijvoorbeeld een genetische afwijking tot longkanker kan leiden, maar niet als er niet ook leefstijlfactoren aanwezig zijn, zoals het roken. De samenhang tussen die beide factoren, de interne en externe invloeden zal de toekomst van ons denken over de geneeskunde richting geven en zal ook het onderzoek sterk bepalen. Overigens zal die genetica ook weer de public-health-sector beïnvloeden (community genetics), in die zin dat allerlei maatschappelijke veranderingen zullen optreden door het verkrijgen van meer inzicht in de kansen op het krijgen van ziekten. We komen hierop terug in hoofdstuk 4.

Dit boekje wil inzicht geven in het brede terrein van de sociale geneeskunde, de public-health-kant daarvan en de ontwikkelingen op het terrein van 'arbeid en gezondheid'. Het probeert een brug te slaan tussen de artsen die in de curatieve sfeer werkzaam zijn en hen die bezig zijn op het brede terrein van de sociale geneeskunde (hoofdstuk 8).

Hoofdstuk 1

WAT IS SOCIALE GENEESKUNDE EN PUBLIC HEALTH?

DEFINIËRING VAN ONS AANDACHTSVELD

Ieder vakgebied zoekt naar de grenzen en kaders waarbinnen de theorie en de praktijk worden ingevuld. Voor de sociale geneeskunde is het altijd moeilijk geweest om te komen tot een afkadering van het probleemveld. De public health kampt met hetzelfde probleem. Ook de verhouding tussen sociale geneeskunde en public health is niet altijd helder. In dit hoofdstuk wordt getracht een definiëring en een plaatsbepaling te geven.

Vanaf het ontstaan van de sociale geneeskunde in de 19e eeuw is men bezig geweest om een goede definitie voor dit terrein van de gezondheidszorg te vinden. Het waren steeds de artsen die oog hadden voor de relatie tussen ongezondheid en maatschappelijke misstanden, zoals slechte hygiëne en armoede. De regering en de politiek hadden daar toentertijd geen aandacht voor en ook thans nog is het in de politiek zeker geen speerpunt van beleid. Het is altijd wel duidelijk geweest dat de sociale geneeskunde haar theoretische, methodische en praktische fundament in de geneeskunde heeft, zoals Nijhuis (1993) dat kernachtig heeft geformuleerd. Zij wordt uitgeoefend door medische professionals. En dat is ook de reden dat zij primair gericht is op het individu, die onderdeel is van een groep. Het doel is niet de diagnostiek en de behandeling. Nijhuis stelt dat de primair op de individuele zorg gerichte oriëntatie van de preventieve gezondheidszorg haar oorsprong vindt in dit medische uitgangspunt. Public health is iets anders dan sociale geneeskunde. Het vertrekpunt van de public health – een breder terrein dan dat van de sociale geneeskunde – is veel meer de collectieve zienswijze en de benadering van de collectiviteit, zowel wetenschappelijk als praktisch. Het gaat dan ook niet alleen om medische professionals, maar er spelen veel meer disciplines een rol. In wezen heeft de public health dus dezelfde doelstellingen als de sociale geneeskunde, maar zij is veel meer multidisciplinair. Artsen die in deze sector werkzaam zijn, vullen die taak in vanuit hun sociaal-geneeskundige achtergrond, maar met de oriëntatie op de collectiviteit.

1.1 Definiëring vanuit de historie

De grote moeilijkheid om tot een juiste definiëring te komen over wat sociale geneeskunde inhoudt, vindt haar oorsprong in de complexiteit en de omvangrijkheid van het aandachtsveld. Een algemeen aanvaarde definitie is die van Muntendam uit 1966 geweest (Muntendam 1966). Hij beschreef die in een nota die hij maakte op verzoek van de Koninklijke Academie van Wetenschappen. Het net in 1963 opgerichte College voor Sociale Geneeskunde, het gremium dat de opleidingseisen en opleidingstrajecten voor de beroepsopleiding vaststelt samen met de Sociaal-Geneeskundige Registratie Commissie (SGRC), nam deze definitie over. Zij luidt: *'De sociale geneeskunde is dat deel van de geneeskunde dat de wisselwerking met betrekking tot de gezondheid en ziekte tussen mens en milieu in materiële en immateriële zin tot onderwerp heeft, evenals de middelen ter beïnvloeding van deze wisselwerking tot behoud, bevordering en herstel van de gezondheid alsook tot voorkoming en bestrijding van ziekte.'*

Drie hoofdelementen in de definitie van Muntendam:
a de relatie tussen gezondheid/ziekte en omgeving
b de interventie-'middelen' om de gezondheid te beïnvloeden: financiën en arbeidskracht
c de preventie

Muntendam was tot deze definitie gekomen op grond van zijn jarenlange ervaring in de gezondheidszorg. Hij was zijn carrière begonnen als huisarts in het Drentse Hollandscheveld, een dorp waar erg veel armoede heerste. Hij had de gevolgen daarvan op de gezondheid van de bevolking ervaren en gezien dat ziekte niet alleen te bestrijden was met medische interventies, maar dat sociale aspecten een minstens zo grote rol speelden. Hij had ook vastgesteld dat de gevolgen van armoede konden worden aangepakt via de sociale wetten als ziektewet, ongevallenwet en invaliditeitswet. Voor hem stond vast dat veel gezondheidsbedreigende gevaren niet bestreden konden worden zonder overheidsmaatregelen. In die tijd was bijvoorbeeld de drinkwatervoorziening essentieel om mensen gezond te houden (Muntendam 1983). In 1937 werd hij privaatdocent aan de Groningse Medische Faculteit. In zijn inaugurele rede stelde hij al dat sociale geneeskunde de studie is van de verhouding tussen ziekte en gemeenschap en dat het er in dat vakgebied ook om gaat aan te geven welke middelen moeten worden ingezet om de collectieve gezondheid te bevorderen. Hij gaf hier al de bouwstenen voor de definiëring van de sociale geneeskunde, zoals hij die later in zijn KNAW-nota verwoordde.

De Utrechtse hoogleraar Hornstra stelde in zijn inaugurele rede in 1951 (Hornstra 1951) dat de sociale geneeskunde het vak moet zijn dat de sociale dimensie van de geneeskunde bestudeert. Het is dus een breder gebied dan het lichaam van de mens als object van studie.

Querido (1947) schreef in die zelfde tijd zijn voordrachten over sociale geneeskunde. Hij typeert de sociale geneeskunde als een vakgebied dat de wisselwerking tussen maatschappelijke verhoudingen en ziekte en gezondheid bestudeert. Bij Querido mondt dit uit in het concept van de integrale geneeskunde, dat hij primair als het werk van de huisarts typeert. De huisartsgeneeskunde zat in de naoorlogse jaren in een diepe identiteitscrisis als gevolg van de vele wegvallende taken door de opkomst van de specialismen. Dit vakgebied zou zich moeten ontwikkelen tot een nieuw specialisme waarin die integrale geneeskunde centraal zou moeten staan. Bij de huisarts gaat het dan om de behandeling van individuen. Het integralisme van de geneeskunde naar de kant van de sociale geneeskunde uit zich in de bemoeienis op collectief niveau. Querido slaat als het ware een brug tussen de beide extramurale vakgebieden, waarbij de huisartsgeneeskunde de sociale aspecten in zich zou moeten opnemen en zo tot het vakgebied van de integrale geneeskunde moet worden uitgebouwd. Het gaat dan om de praktische invulling op patiëntniveau, terwijl de sociale geneeskunde dit op groepsniveau in de praktijk moet brengen.

Overigens waren in de 19e eeuw ook al andere definities van de sociale geneeskunde in omloop. De Franse chirurg Jules Guérin wordt vaak geciteerd als een van de eersten die iets over de sociale geneeskunde hebben gezegd. In 1848 schreef hij in de *Gazette Médicale* dat sociale geneeskunde de geneeskunst voor de gemeenschap betekent. In die tijd werd veel aandacht geschonken aan wat men 'het sociale vraagstuk' noemde. Armoede, ondervoeding en slechte hygiëne stonden een verbetering van de volksgezondheid in de weg. De medici van die tijd probeerden de politiek ervan te overtuigen dat vooral armoede diende te worden aangepakt. De beroemde patholoog Rudolf Virchow (1821-1902) stelde: 'Die Aerzte sind die natürliche Anwälte der Armen, und die soziale Frage fällt zu einem erheblichen Theil in ihre Jurisdictio.' Hij heeft zich als Rijksdaglid later ook in de politiek opgesteld als voorvechter van de aanpak van de armoede. De Berlijnse arts Grotjahn geeft in 1912 de typering dat de sociale geneeskunde datgene is wat de socioloog in de geneeskunde interesseert en de medicus in de sociologie. We zien hier een sterk maatschappelijk engagement, een soort wereldverbetering via de sociale geneeskunde.

Al deze definities gaan sterk uit van het beeld dat de sociale geneeskunde te maken heeft met het milieu in brede zin waarin de mens leeft. Dat milieu zou ziek- of gezondmakend zijn. Dat past natuurlijk wel in een tijd waarin ziekten zichtbaar te maken hadden met de slechte levensomstandigheden. De hygiëne was niet best en veel mensen werden ziek door besmet water en besmet voedsel, voor de sanering daarvan eind 19e eeuw.

1.2 Definitie van public health

De sociale geneeskunde is een onderdeel van de medische wetenschappen en in haar uitvoering ook medisch georiënteerd. Met de public health ligt dat anders. Doeleman (1978) gaf in zijn definitie van de sociale geneeskunde iets van de verbreding van het vakgebied weer toen hij zei dat het gaat om het overlappende veld van geneeskunde en sociologie. In wezen is dat nog geen public health. En De Winter (1990) merkt terecht op dat we van een spraakverwarring mogen spreken als we niet helder een onderscheid maken tussen de medisch georiënteerde sociale geneeskunde en de vanuit de algemene en openbare gezondheidszorg gedefinieerde public health, een maatschappelijke gezondheidszorg gericht op de collectiviteit. Ringoir (1993), die bijna tien jaar geleden de nieuwe bloei van de sociale geneeskunde signaleerde, stelde toen voor om een alomvattende definitie voor het totale terrein van sociale geneeskunde en public health te geven door de sociale geneeskunde dat deel van de geneeskunde te noemen dat zich bezighoudt met gezondheid en ziekte van delen van de bevolking. Toch dekt dat ook niet dit vakgebied en zouden we ervoor moeten kiezen de sociale geneeskunde en de public health als twee onderscheiden gebieden te beschouwen die uiteraard wel een grote verwantschap met elkaar vertonen en grotendeels ook dezelfde doelstelling hebben, maar die met nuanceverschillen in methoden en aanpak deze doelen trachten te bereiken. De public health is breder gericht op die algemene gezondheidszorg en heeft ook management en beleid in haar vakgebied. Paul Schnabel verwoordt dat in zijn toespraak bij de opening van de NSPH in 1992 voor de public health goed, als hij zegt dat in Nederland de public health het realiseren is van de verantwoordelijkheid voor de gezondheid van de collectiviteit en het realiseren van de collectieve verantwoordelijkheid voor gezondheid en gezondheidszorg. Daar is meer voor nodig dan alleen de deskundigheid van artsen. Alle voorwaardelijke aspecten om tot een goede uitvoering van de zorg te komen zijn een onderdeel van de public health. Bij GGD'en zien we dat in optima forma. Daar wordt multidisciplinair gewerkt aan de verbetering van de gezondheid van de populatie via praktische interventie, maar ook via beleidsontwikkeling en zeker ook bij een aantal via het uitvoeren van wetenschappelijk onderzoek. Helaas is dit onderdeel van het GGD-werk nog te weinig ontwikkeld. De (politieke) besturen beseffen nog vaak te weinig dat het bepalen van de effectiviteit van maatregelen van uitermate groot belang is. Een zeer belangrijk deel van die public health is de epidemiologie die we dan ook bij alle GGD'en langzamerhand ingevuld zien worden. Elke GGD heeft een epidemioloog in dienst.

Als we proberen om de in Nederland gangbare begrippen sociale geneeskunde en public health als twee zaken met een toch wel verschillende inhoud te omschrijven, dienen we ons tegelijkertijd te realiseren dat het historisch gezien begrippen zijn die hetzelfde vakgebied inhielden. Na de Tweede Wereldoorlog kwam het begrip 'public health' in Engeland sterk in zwang. De Engelse gezondheidszorg in zijn geheel had een sterk publiek karakter gekregen door het stelsel dat door lord Beveridge was ontworpen: het National Health System (NHS). Daarin paste de term 'public health' uitstekend. Zij hield hetzelfde in als de term 'sociale geneeskunde', zoals die in de landen om ons heen werd gehanteerd. In latere tijden hebben wij in Nederland een verschillende definitie voor sociale geneeskunde en public health opgesteld.

De meest recente definitie voor de public health wordt algemeen ontleend aan het rapport dat door Acheson in 1988 is opgesteld. Hij stelde: 'public health is the science and art of preventing disease, prolonging life and promoting health through the organized effort of society' (Committee of Injury 1988). Overigens komt deze definitie al van Winslow in 1920. Heel duidelijk zijn hier de aandachtsvelden van de sociale geneeskunde aanwezig, maar aangevuld met die van bestuurskunde, epidemiologie en ook sociologie en beleidswetenschappen als onderdelen van de 'organized effort of society'. Het gaat bij die public health om gezondheidsdoelstellingen die op de populatie gericht zijn, maar die natuurlijk ook individueel tot een betere gezondheid leiden. In de public health is de preventie van ongezondheid een van de belangrijkste aandachtsgebieden. Het inzicht in die gezondheidstoestand, zoals dat door GGD'en wordt verkregen via de gezondheidsenquête onder de bevolking, is een uitgangspunt voor gezondheidsbevorderende maatregelen. In de aangepaste Wet op de Collectieve Preventie Volksgezondheid (WCPV) wordt aangegeven dat de gemeente om de vier jaar een 'Nota Gezondheidszorg' moet afleveren. Het 'startpunt' van deze nota is het epidemiologisch onderzoek omtrent de gezondheidstoestand van de burger in die gemeente. Het zal duidelijk zijn dat de gemeenten op grond hiervan een gezondheidsbeleid dienen te ontwikkelen, waarin ook interventies worden aangegeven als er bepaalde gezondheidsproblemen worden gesignaleerd.

Ook de in de laatste decennia verzamelde gegevens van het Rijks Instituut voor Volksgezondheid en Milieu (RIVM), de Volksgezondheid Toekomst Verkenningen (VTV) (Ruwaard & Kramers 1997) in de vorm van de gezondheidsmonitor kunnen als basis dienen voor activiteiten van de public health. De Inspectie Volksgezondheid heeft zich eveneens beziggehouden met de beschrijving van de staat van gezondheid van de bevolking (Inspectie Volksgezondheid 1997) en ook dat kan als basis voor gezondheidsbeleid worden gezien.

WHO/Aspher (1989) doelen voortvloeiend uit de definitie van sociale geneeskunde:
- planning and management of health care, including activities in populations
- control of environmental hazards
- organization of health education in communities
- epidemiological research

Dit is geconcretiseerd in de 'Health for All'-programma's van de WHO (Ministerie WVC 1985). En dat heeft ook sterk bijgedragen aan de belangstelling voor en de opleving van de sociale geneeskunde en de public health in de jaren negentig van de vorige eeuw. Van Londen, de voorzitter van de Raad voor de Zorg (RvZ), heeft in een debat gesteld dat het nodig zal zijn om tot een andere sturing te komen, willen die activiteiten succes hebben en wil de afnemende meeropbrengst van de curatieve zorg een prikkel vormen tot een ander volksgezondheidsbeleid. Daarbij moet dan ook nog in ogenschouw worden genomen dat sturing via marktmechanismen zoals we die in de gezondheidszorg voorstaan, in de collectieve sfeer tot aparte regulering moet leiden, zo het al mogelijk zal zijn om het marktdenken in deze sector in te voeren. Immers, in de collectieve gezondheidszorg gaat het om preventie. Dit is voor het grootste deel een ongevraagde vorm van gezondheidszorg. En zeker in dat deel zal geen marktprincipe ooit gelden. Hiervoor zal een aparte financiering noodzakelijk zijn.

1.3 Terreinafbakening

Een definitie van een vakgebied moet leiden tot een terreinafbakening van de taken die vanuit dat terrein kunnen worden vastgesteld. Voor de sociale geneeskunde geldt dat hierin twee aspecten een rol spelen: het 'sociale' en het 'geneeskunde'-deel. Als we naar het woord 'sociale' kijken, kunnen we dat op meer manieren invullen. In de eerste plaats gaat het om de 'societas', de gemeenschap, en in de tweede plaats om de 'socius', het lid van de gemeenschap. Voor wat betreft de 'gemeenschap' hebben we te maken met de omgeving waarin de populatie leeft. Het gaat dan om de factoren die vanuit de omgeving een rol spelen bij het handhaven van de gezondheid of het krijgen van een ziekte. Voor het onderdeel van arbeid en gezondheid is dat heel duidelijk: arbeid kan gezondheidsbevorderend zijn, maar er kunnen ook meerdere factoren zijn die tot een ziekte leiden. In het verleden waren de arbeidsomstandigheden dermate slecht dat veel ziekte onder de werknemers ontstond. De overheid stelde zelfs daarvoor een aparte dienst in, de arbeidsinspectie (Leertouwer 2001).

In de tweede plaats gaat het ook om de 'socius' als lid van die gemeenschap. De activiteiten zijn hier vooral gericht op het individu. Een voorbeeld hiervan vinden we in de jeugdgezondheidszorg. De preventieve activiteiten richten zich op het individu, maar worden aan de groep aangeboden als een collectieve preventie. In die zin doen huisartsen ook aan collectieve preventie als ze de griepvaccinatie verzorgen: een sociaal-geneeskundige activiteit binnen de eerstelijnszorg. Ook de op de bevolking gerichte cervixscreening is een duidelijke sociaal-geneeskundige activiteit, die om pragmatische redenen door de huisarts wordt uitgevoerd. Het is de vraag of dergelijke sociaal-geneeskundige activiteiten niet meer vanuit de sociaal-geneeskundige organisaties moeten worden gerealiseerd. Een terreinafbakening dient hier nog plaats te vinden. Het zal nog een forse discussie vergen tussen de huisartsgeneeskunde en de sociale geneeskunde. Voorlopig is het wel zo dat de screening op hart- en vaatziekten en de preventieve activiteiten die de huisarts zou kunnen verrichten, door de huisartsen zijn afgewezen als niet behorend tot hun taakgebied. Dat is nog meer een reden om binnen de beroepsgroepen de discussie te starten over wie wat doet. De huisartsen willen zich meer richten op de werkelijk curatieve taken, temeer ook omdat ze steeds meer zaken vanuit de tweede lijn naar zich toegeschoven krijgen. Het is duidelijk een uitvloeisel van het substitutiebeleid zoals dat in de jaren tachtig is ingezet. De specialistische geneeskunde wil zich beperken tot dat wat in haar vakgebied van belang is. De zaken die buiten het ziekenhuis kunnen worden verricht, moeten door de huisarts worden gedaan. Op dit moment is de huisartsgeneeskunde zich opnieuw aan het bezinnen op haar basistakenpakket. Bij die discussie hoort ook de afbakening van taken ten opzichte van de sociale geneeskunde.

De beide aspecten, de societas- en de sociusgerichte activiteiten komen in de praktijk van de sociaal-geneeskundige aan bod. De 'societas', de maatschappij waarin mensen op geordende wijze samenleven, komt tot uiting in de collectieve activiteiten in de public health, de bevolkingsonderzoeken, de gezondheidsvoorlichting en -opvoeding, de vaccinaties op jeugdige leeftijd, enzovoort. Maar ook de beïnvloeding van de gezondheid en ziekte van een bevolkingsgroep door milieu of anderszins is een taak van de sociaal-geneeskundige. In deze sector zitten bijvoorbeeld de milieuartsen of de GGD-artsen die de relatie tussen wonen en astma bestuderen en daarbij eventueel en zo nodig interventies adviseren die bijvoorbeeld woningverbetering tot gevolg hebben. Het gaat in wezen om het opsporen van determinanten van ziekte en gezondheid en de beïnvloeding daarvan.

Ook het gezondheidszorgstelsel zelf is een determinant van gezondheid en ziekte en daarmee ook een belangrijk aandachtsgebied van de sociale geneeskunde. We komen daar nog op terug.

De 'societas' wordt ingericht vanuit de overheid door middel van wetgeving. Op het terrein van de sociale zekerheid en de zorg voor zieken en gehandicapten heeft de overheid een groot aantal wettelijke maatregelen in het leven geroepen. De sociale geneeskunde heeft uitgebreid te maken met die wetgeving. Met name de verzekerings- en arbeidsgeneeskundigen werken uitgebreid met de wetgeving op het terrein van de sociale zekerheid.

Gemeenten voeren gezondheidsbeleid op grond van de Wet Collectieve Preventie (WCPV 1990). Gemeenten moeten én lokaal gezondheidsbeleid in hun beleidsstukken verwoorden én dat ook uitvoeren (Reijneveld & Belleman 1991). Dat dit nog niet altijd volledig tot zijn recht komt, toont het recente onderzoek van Van Dijk aan (2001). De WCPV verplicht de gemeenten om collectieve preventie te bevorderen, om zorg te dragen voor infectieziekten en om de jeugdgezondheidszorg uit te voeren. Hiervoor moet men een GGD in stand houden. KPMG en NIPG-TNO (1993) evalueerden de wet en stelden vast dat de gemeenten zich nauwelijks bemoeien met de inhoud van de zorg. De Inspectie Volksgezondheid (1995) signaleerde vervolgens nog eens dat gemeenten geen eigen gezondheidsbeleid vaststellen. Een commissie onder leiding van de voormalige burgemeester van Hengelo, Lemstra, geeft vervolgens adviezen hoe men tot verbeteringen kan komen (commissie-Lemstra, Commissie Versterking Collectieve Preventie 1996).

1.4 Medische discipline

Naast het begrip 'sociaal' gaat het ook om een geneeskundige discipline. Het is geen sociologisch vakgebied en de definitie van Grotjahn, die we eerder vermelden, is dan ook eigenlijk niet van toepassing. De problematiek van de relatie tussen omgeving en gezondheid wordt bestudeerd vanuit medisch gezichtspunt. De sociaal-geneeskundige zal dan ook altijd arts moeten zijn en kan als zodanig binnen de public health gaan werken, maar dan vanuit die medische deskundigheid als sociaal-geneeskundige. Opleiden binnen de medische faculteit tot public-health-werker zonder dat dit tot een artsdiploma leidt, is dus absoluut niet aan de orde. De vraagstukken van de sociale geneeskunde en public health worden bestudeerd met een medische achtergrond en ook met medische methoden. Juist de inbreng van de medicus bij de oplossing van public-health-problemen is noodzakelijk, omdat het altijd om voorkómen van ziekte gaat. Dat daarbij ook sociologische, epidemiologische, bestuurlijke, economische en juridische kennis noodzakelijk is, lijkt vanzelfsprekend.

Binnen de praktijk van de sociaal-geneeskundige worden de medische methoden eveneens gehanteerd. De bedrijfsarts bijvoorbeeld, neemt een anamnese op, stelt een diagnose en geeft adviezen nadat ook een lichamelijk onderzoek, zo dat nodig is, wordt verricht. Dat zien we ook bij andere sociaal-geneeskundige beroepen zoals de jeugdarts, de verzekeringsgeneeskundige, de adviserend arts bij de GGD, enzovoort. In deze zin is en blijft de sociale geneeskunde een medische discipline.

Aan de basis van de sociale geneeskunde en de public health ligt, zoals gezegd, de epidemiologie. Zij stelt de incidentie en prevalentie van gezondheidsstoornissen vast en doet dat onder meer via vragenlijsten of registraties, sociaal-wetenschappelijke methodieken. Gezondheidsmeting, ontwikkelen van parameters voor het bepalen van gezondheidswinst en het meten van effecten van allerlei interventies (Gunning-Schepers & Mootz 1992) zijn essentiële onderdelen waarmee de sociale geneeskunde en de public health werken. Daarbij wordt ook heel sterk gedacht in termen van etiologie, pathogenese en therapie, begrippen met een medische connotatie, begrippen die ontleend zijn aan de klinische vakgebieden.

Klazinga (2000) heeft de wisselwerking tussen geneeskunde en samenleving als invalshoek voor zijn inaugurele rede gekozen. Hij zet de traditie van Muntendam voort door te stellen dat je binnen de sociale geneeskunde drie kijkrichtingen hebt. De geneeskunde kijkt naar de samenleving als een eerste blikrichting. Dit is de oorspronkelijke en historische kijkrichting. Er worden ook op grond van epidemiologisch onderzoek maatregelen getroffen om tot verbetering van gezondheid te komen. Maar ook de omgekeerde kijkrichting is van belang. De maatschappij beïnvloedt ook de geneeskunde. En dan komt er de invloed van recht, economie en ethiek bij die de geneeskunde vermaatschappelijkt. Een derde kijkrichting wordt door

Klazinga getypeerd als het optimaliseren van de relatie tussen gezondheidszorg en gezondheid. De maatschappelijke context van ziekte en gezondheid is dan een groot aandachtspunt.

> De eigen invalshoek van de sociale geneeskunde:
> – interventie vindt vaak plaats op het niveau van de populatie; daarnaast kan er ook interventie plaatsvinden in de fysieke omgeving of zelfs in maatschappelijke structuren
> – de activiteiten hebben veelal een programmatisch karakter
> – de zorg wordt vaak ongevraagd gegeven: de mensen worden voor bepaalde zaken zelfs opgeroepen
> – er is sprake van begeleiding van individuen, maar ook van adviezen aan overheden of instellingen

Mackenbach (2001) vat het paradigma van de maatschappelijke gezondheidszorg, die toch min of meer synoniem is met public health, samen in 'drie met elkaar samenhangende onderdelen: de 'theorie' dat de meeste gezondheidsproblemen zijn terug te voeren op blootstelling aan ongunstige omgevingsinvloeden, en dus te verhelpen zijn door primaire preventie; het 'uitgangspunt' dat problemen in de volksgezondheid het best zijn op te lossen door middel van collectieve maatregelen; en de 'norm' dat kwantitatieve onderzoeksmethoden het meest geschikt zijn om volksgezondheidsproblemen te bestuderen en oplossingen voor die problemen te evalueren.' Of alleen kwantitatieve methoden voor onderzoek het meest geschikt zijn valt nog te bezien. Immers, ook kwalitatief onderzoek verschaft inzicht in problemen van sociaal-geneeskundige aard.

Rengelink, de huidige voorzitter van de Nederlandse Federatie voor public health, wijst in een lezing tijdens een LVSG-congres in Utrecht en ook vele malen in latere toespraken er op dat sociaal-geneeskundigen een boodschap hebben aan de public health in die zin dat zij werken met de determinanten die gezondheid en ziekte bepalen. Een medische inbreng is absoluut noodzakelijk om de problematiek vanuit dat aspect te belichten.

Samenvattend kunnen we stellen dat de sociale geneeskunde zich bezighoudt met de bestudering van ziekte en gezondheid van het menselijk individu als lid van een groep, waarbij vooral de omstandigheden waarin die mens verkeert en die een determinant van ziekte en gezondheid vormen, het onderwerp van studie moeten worden genoemd. De studies richten zich vaak op risicogroepen zoals jeugd, ouderen of groepen met bepaalde afwijkingen zoals mensen met (een groter risico op het krijgen van) hart en vaatziekten. Op collectief niveau zoekt de sociale geneeskunde naar methoden om de gezondheidstoestand van de burgers als groep te bevorderen, op individueel niveau poogt zij de omstandigheden te optimaliseren om ziekte te verbeteren dan wel te voorkomen. Voorts houdt zij zich bezig met de uitvoering van de sociale wetten voorzover daar medische expertise voor noodzakelijk is. Samen met anderen verzorgt zij het vakgebied van de public health, de op de maatschappij gerichte beïnvloeding van gezondheid en van het voorkomen van ziekte (De Winter 1989).

De sociale geneeskunde kan, zoals Van der Wal (1997) in zijn inaugurele rede bij de aanvaarding van de leerstoel Sociale Geneeskunde aan de VU terecht zegt, worden onderscheiden in de beroepsuitoefening en het wetenschapsgebied. De beroepsuitoefening is zeer divers. We gaan hier nog uitgebreid op in. Het wetenschapsgebied is eveneens breed en omvat alle onderzoek gericht op de preventie van ziekte en het handhaven van de gezondheid. Bij het stellen van prioriteiten van sociaal-geneeskundige aandacht en van de public health wordt dit onderzoeksterrein in kaart gebracht. Ook hier komen we nog op terug.

Hoofdstuk 2

WAAR KOMT DE SOCIALE GENEESKUNDE VANDAAN?

ENKELE HISTORISCHE OPMERKINGEN

Het heden kan alleen maar goed worden begrepen als men het ontstaan ervan kent. In dit hoofdstuk wordt in kort bestek iets over de historie van de sociale geneeskunde beschreven. Opmerkelijk is dat de doelstellingen uit de 19e eeuw nog precies zo gelden in onze tijd: armoedebestrijding en verbetering van leefomstandigheden bevorderen de gezondheidstoestand.

De wortels van de sociale geneeskunde liggen in het begin van de 19e eeuw. De gezondheidstoestand van de populatie was toen niet zo best en ging zelfs achteruit in vergelijking met die van de eeuwen daarvoor. Het was nog steeds de tijd dat epidemieën de bevolking teisterden: cholera, tyfus, pokken kwamen voor en vergden soms vele slachtoffers. In het midden van die 19e eeuw werd de bevolking van Leiden sterk gereduceerd door een cholera-epidemie.

Maar ook de voortgaande industrialisatie eiste haar tol. De omstandigheden in fabrieken, de kinderarbeid vooral, en de slechte huisvesting maakten de mensen ziek (Leertouwer c.s. 2001). En tevens was er een slechte toegang tot de gezondheidszorg, nadat in het begin van de 19e eeuw de gilden door Napoleon waren opgeheven. Er ontstonden toen uitbuitende particuliere ziektekostenverzekeraars, die misbruik maakten van hun monopoliepositie. Ze genereerden woekerwinsten en slechts rijken konden de zorg betalen. De armen leefden van de bedeling en vanuit kerkelijke en gemeentelijke bijdragen werd de noodzakelijke medische zorg betaald. Kerkelijke charitas vanuit de diaconieën zorgde ook voor verpleging en verzorging. Het was in het midden van de 19e eeuw dat de overheid ging ingrijpen in de zorgsector. Thorbecke initieerde de medische wetgeving die in 1865 tot stand kwam. Hier werd vooral de opleiding van artsen geregeld, zodat kwalitatief goed geschoolde medici beschikbaar kwamen. Maar ook de democratisering van de maatschappij, langzaam in gang gezet met de Franse Revolutie, maar echt begonnen in 1848, speelde een rol in de bewustwording van de sociale aspecten van de geneeskunde. Krieger en Birn (1998) stellen: 'The social justice is the foundation of public health.' Er heerste toen al zoiets als een rechtvaardige verdelingsgedachte, die echter niet consequent werd doorgevoerd in beleid. Te veel heerste nog de liberale opvatting dat gezondheidszorg tot het privé-terrein van de burger behoorde. Abram de Swaan (1996) stelt bij zijn analyse van de ontwikkeling van de zorg en de staat vast dat het ook wel heel apart is dat men zich als maatschappij en als overheid toch met de gezondheidszorg bezighoudt, want het gaat hier toch om strikte privé-zaken. Ziekte is een individueel gebeuren en waarom zou dat collectief moeten worden aangepakt, zo vraagt hij zich af. Hij geeft er meteen een verklaring voor door te stellen dat door ziekte wél de collectieve zaken worden beïnvloed: men kan niet werken, er ontstaat armoede en de criminaliteit is daar ook weer een gevolg van. Het is dus niet zo vreemd dat de overheid zich met de gezondheidszorg gaat bemoeien.

Nu al zo'n 150 jaar geleden, in die tijd van Thorbecke, ontstond de moderne beweging van de sociale geneeskunde en de public health. Krieger en Birn typeren de Engelse arts Edwin Chadwick als de architect hiervan. De beweging was vooral gericht op de sanitatie. In Nederland namen we dat over via het werk van de zogeheten 'hygiënisten' (Houwaart 1991). Doeleman (1968) signaleert dat de overheid zich met behulp van medici ging bezighouden met de bewaking van de gezondheidstoestand van de burgers. Er worden rijksinspecteurs benoemd, er komt toezicht op de krankzinnigengestichten en de medische politie doet haar intrede. De reeds genoemde Franse arts Guérin zei in 1848: 'La médecine sociale est l'ensemble des rapports entre la médicine et la société.' De geneeskunde zou uit haar ivoren toren moeten komen en zich meer met de maatschappelijke misstanden moeten bemoeien.

2.1 Hygiënisten

Dat deden de hygiënisten, waarvan de voortrekker Samuel Senior Coronel was (Bergink 1960). Hij wees uitgebreid op de invloed die allerlei omgevingsfactoren uitoefenden op de gezondheid van de mens. Hij signaleerde, overigens samen met anderen, dat de slechte hygiëne oorzaak was van de epidemieën. Het zich ophopende vuil in de steden, het onzuivere drinkwater, maar vooral ook de armoede en de daaruit voorkomende slechte behuizing waren oorzaak van veel ellende en ziekte. Maar ook arbeidsomstandigheden, slechte schoolbanken en een falend overheidsbeleid hadden zijn aandacht. In zijn leerboek schrijft hij over al deze zaken (Coronel 1861). De Amsterdamse arts Samuel Sarphati was eveneens een sociaal bewogen man die geluiden liet horen om de overheid wakker te schudden omtrent de misstanden in zijn stad en vooral om de armoede te bestrijden (Baruch 1963; Van der Kooij & De Leeuw 2001). Heel opvallend was dat hij daar doelbewust iets aan ging doen. Op verzoek van Thorbecke is hij naar de wereldtentoonstellingen in Londen en Parijs geweest en heeft toen het initiatief genomen om in ons land te komen tot een bevordering van huisvlijt. Huisvlijt zou de armoede kunnen bestrijden en de welvaart verhogen. Sarphati legde duidelijk de link tussen de sociale omstandigheden en de gezondheidstoestand van de populatie. Die volksvlijt moest tentoongesteld worden om de activiteiten op dat gebied te stimuleren. De bouw van het Paleis voor Volksvlijt aan het Frederiksplein in Amsterdam, de huidige locatie van de Nederlandse Bank, is het resultaat geweest van zijn strijd tegen de armoede. Helaas is in 1929 het Paleis voor Volksvlijt door brand verwoest. De galerij van het paleis, die de brand had overleefd, is pas in de jaren zestig van de 20e eeuw afgebroken, toen de Nederlandse Bank de open plaats ging opvullen.

Om de vervuiling van de stad tegen te gaan richtte Sarphati de Nederlandse Heidemaatschappij op, die het vuil kon afvoeren naar Drenthe ter bemesting van de arme gronden. De hygiëne bij het broodbakken heeft hij verbeterd door de bouw van een broodfabriek te stimuleren. Men hoefde toen niet langer het deeg met de blote voeten te kneden (Post 1965, 1980).

Deze activiteiten zijn in overeenstemming met wat de voormalige Leidse hoogleraar Pruys van der Hoeven noemde als een taak van de geneeskunde om 'het maatschappelijke zo te verbeteren dat zij de hindernissen die de geregelde vervulling der levensprocessen en levensverrichtingen in den weg staan leert opheffen en aldus eigendom wordt van het algemeen.' De maatschappelijke verbeteringen zouden de volksziekten beter kunnen bestrijden dan 'de gehele geneeskunde.' Hij wees dus al duidelijk op 'het algemeen', het collectivisme, om de slechte gezondheidstoestand aan te pakken en zag toen al dat de individuele geneeskunde de volksziekten niet zou wegnemen. Men had in die tijd weinig waardering voor de curatieve activiteiten van de geneeskunde. De bevolking had weinig vertrouwen in de kennis en kunde van de medicus. Rovius, pseudoniem van Donkersloot (1848), heelmeester in Amerongen, beschreef dat treffend toen hij aangaf dat de patiënt de baas was. De arts mocht alleen maar de tong bekijken en de pols voelen en dan afwachten wat de patiënt wil: 'Wildet gij u volstrekt onttrekken, edelmoedige arts, van de luimen uwer lijders en alleen de waarheid hulde doen, zoek dan een andere betrekking of bepaal u erbij te zwijgen.' Festen (1974) vond het geen wonder dat de burgers zo weinig vertrouwen hadden in de artsen. Ze waren immers tot weinig meer in staat dan wat de kwakzalvers konden. De hygiënisten waren meer in aanzien, vooral bij de overheden, omdat zij de wortel van het kwaad blootlegden.

Van belang was toen ook dat in 1870 een belangrijke oorzaak van ziekten werd ontdekt: de bacterie als verwekker van de ellende. De bacteriologie kwam toen op en leek het belangrijkste aanknopingspunt om ziekten te bestrijden. Er ontstond een nieuwe gezondheidsleer en in Amsterdam was het A.H. Israels die de leerstoel op dat gebied ging bezetten. De sociale geneeskunde legde de nadruk toen meer op die bestrijding van de ziekteoorzaken en de belangstelling voor de omgeving werd wat minder.

Pas vanaf 1918 werd de term 'sociale geneeskunde' in de leeropdrachten van de universitaire docenten aangetroffen, zo blijkt uit het onderzoek van Lulof (1992). Baart de la Faille was de eerste in ons land die aan de Universiteit van Utrecht tot hoogleraar in dit vakgebied werd benoemd. Andere universiteiten volgden, maar in de jaren dertig werden die leerstoelen vanwege bezuinigingen weer opgeheven.

2.2 Historie van de sociale geneeskunde

Mackenbach (2001) vat de historie samen door de analyse van George Rosen (1993), die hij heeft gegeven in zijn boek over de historie van de public health, kort weer te geven (tabel 2.1).

Na de Tweede Wereldoorlog, toen de geneeskunde een algehele opleving beleefde door grote technische ontwikkelingen, werd er ook weer een nieuw elan teruggevonden in de sociale geneeskunde. De leerstoelen werden weer bezet: Tuntler kwam in 1947 in Groningen, en in Leiden en Amsterdam werden respectievelijk Muntendam en Querido aangetrokken. De volksgezondheid vanuit de gezondheidsleer werd als gebied van aandacht sterk benadrukt. Maar ook werd er soms geopperd dat de sociale geneeskunde zou moeten uitgroeien naar medische sociologie. Tuntler (1947) gaf aan dat de sociale geneeskunde haar eigen methoden diende te ontwikkelen, gericht op het ontdekken van de sociale oorzaken van ziekte en ongeval. De sociale gevolgen ervan en de maatregelen die deze gevolgen moesten oplossen behoren ook tot de taak van de sociale geneeskunde.

Tabel 2.1 De vijf perioden van Rosen

Public health in the middle ages (500-1500)
- gemeentelijke verordeningen, o.a. drinkwater, markten en lepra
- quarantaine
- regimen sanitatis: voorschriften voor gezond gedrag

Mercantilism, absolutism, and the health of the people (1500-1750)
- ontdekking werking citrusfruit ter preventie van scheurbuik
- eerste beschrijving van beroepsziekten
- ontwikkeling van concept van bevolkingsstatistiek (political arithmetic)

Health in a period of enlightenment and revolution (1750-1830)
- ontwikkeling van het concept van 'medische politie'
- wettelijke regeling van armenzorg
- geneeskundige plaatsbeschrijvingen
- ontwikkeling inoculatie tegen pokken

Industrialism and the sanitary movement (1830-1875)
- grote onderzoeken naar gezondheid van arbeiders
- ontwikkeling van het 'sanitary idea'
- instelling gezondheidscommissies, inspecties
- volksgezondheidswetgeving
- ontdekking verspreiding cholera

The biological era and aftermath (1875-1950)
- sanitaire maatregelen tegen infectieziekten (drinkwaterleiding, riolering, enz.)
- vaccinaties
- jeugdgezondheidszorg
- programma's voor bestrijding tuberculose, geslachtsziekten, enz.
- gezondheidsvoorlichting
- bestrijding kinderarbeid, verbetering arbeidsomstandigheden
- ontwikkeling ziektekostenverzekering
- oprichting gemeentelijke gezondheidsdiensten

In de decennia daarna heeft de sociale geneeskunde zich sterk geconcentreerd op de sociale wetten die in groten getale waren en werden gerealiseerd. Met name de ziekenfondswet was na de oorlog sterk in discussie, nadat in 1941 door de Duitse bezetters het Ziekenfondsbesluit was ingevoerd. De Ziekenfondswet was overigens al vanaf 1904 in discussie toen het eerste ontwerp door het kabinet van Abraham Kuyper werd vastgesteld. Het is een lange weg geweest om deze wet tot een goed einde te brengen. Pas in 1966 werd de Ziekenfondswet ingevoerd (Van der Hoeven 1993).

Maar ook de wetten ter voorkoming van armoede bij arbeidsongeschiktheid staan in deze tijd in de belangstelling. De WAO en de AWBZ, de wet die de ziektekosten bij zware geneeskundige risico's regelt, zijn in de jaren zestig ontstaan. Deze wetten hebben de ontwikkeling van de verzekeringsgeneeskunde sterk gestimuleerd.

In de jaren zeventig is er een sterke groei geweest in de sociale geneeskunde in de richting van de gammawetenschappen, zoals we dat ook zagen bij de huisartsgeneeskunde. Men wendde zich af van de geneeskunde en kwam er vaak helemaal los van te staan. In de huisartsgeneeskunde werd in die tijd een sterke nadruk gelegd op het luisteren naar patiënten, maar ook op de preventie. Van den Dool (1960) beschreef een nieuw gebied in de preventiezorg, namelijk dat van de anticiperende geneeskunde. De huisarts diende erop verdacht te zijn dat er mogelijk in de toekomst bij een patiënt ziekten zouden kunnen voordoen of dat er een verergering van het ziektebeeld zou optreden. In de sociale geneeskunde zien we dat er meer in het kader van de public health gewerkt gaat worden. De scheiding tussen de curatieve en de preventieve zorg neemt in zijn algemeenheid toe, vooral ook door de invoering van de Ziekenfondswet, zoals Querido in 1953 constateerde.

In deze tijd speelde de euforie van de specialistische geneeskunde een grote rol. Door de enorme vooruitgang kreeg de bevolking een groot geloof in de medische mogelijkheden. De preventie was naar de achtergrond geschoven en ook de sociale geneeskunde stond niet zo hoog aangeschreven. Binnen de sociaal-geneeskundige instituten van de universiteiten deden de gedragswetenschappers hun intrede, alsmede de sociologen. Artsen in de verschillende takken van de sociale geneeskunde, die zich met de uitvoering en controle van de sociale wetten bezighielden, waren binnen de geneeskunde nauwelijks in tel. Hun status als arts daalde.

In de loop van de laatste decennia is de euforie in de curatieve geneeskunde mede onder invloed van critici als McKeown (1976) en Illich (1978) sterk gedaald. Steeds meer besefte men dat de gezondheidswinst niet zozeer te vergroten is door de technische ingrepen, maar dat een verbetering van externe omstandigheden een grote rol speelt bij het bevorderen van de gezondheidstoestand. Met andere woorden: het belang van preventie wordt onderkend; preventie is steeds belangrijker geworden. En ook de beleidsontwikkeling op het gebied van het gezondheidsstelsel en vooral ook op het terrein van de volksgezondheid staat meer in de belangstelling, mede ook door de wijziging van denken onder invloed van de *Nota 2000*. In deze nota kwam met name het gezondheidsbeleid meer aan de orde, een verandering die zijn oorsprong vond in de WHO-nota *Health for all by the year 2000* uit de beginjaren tachtig.

2.3 De huidige status

Op dit moment zien we een sterke opleving van de sociale geneeskunde, mede onder invloed van de vele problemen op het terrein van de gezondheidszorg. Gunning-Schepers en Wendte (1999) beschrijven dit uitgebreid in *Het medisch jaar 1999*. Zij wijzen daarin ook op het belang van het onderwijs en de werkplaatsfunctie die daarvoor noodzakelijk is in de vorm van academisering van bijvoorbeeld GGD'en, arbodiensten en thuiszorg. Ze stellen dat in de 21e eeuw de veranderingen in de sociale geneeskunde zullen blijven doorgaan. Daarbij zal dit vakgebied een onmisbaar deel van de geneeskunde blijven.

In deze jaren wordt uitgebreid gediscussieerd over de doelen van de public health. Aan de meeste universiteiten zijn de leerstoelen bezet en van alle kanten wordt het onderzoek krachtig aangepakt. De doelen zijn geformuleerd in die zin dat maatschappelijke factoren en de verbetering van leefwijzen van de populatie tot gezondheidswinst kunnen leiden, wellicht meer dan de uitgebreide toename van de medische technologie. Er is tevens uitgebreid aandacht voor de sociale ongelijkheid als factor voor het ontstaan van gezondheidsverschillen (Mackenbach 1991/1994; Van der Lucht 1992; Tuinstra 1998). Velen noemen het een schande dat er in een welvarende maatschappij als de onze nog steeds gezondheidsverschillen zijn op basis van verschil in inkomen en opleiding. Armoedebestrijding blijft noodzakelijk. De sociale geneeskunde zal steeds maar weer die problemen aan de orde dienen te stellen.

De geschiedenis van de sociale geneeskunde, waarvan we hier maar heel fragmentarisch iets hebben gezegd, is duidelijk een kwestie van golfbewegingen geweest. Allerlei maatschappelijke bewegingen hebben hun invloed gehad op de rol die de sociale geneeskunde tot nu toe heeft gespeeld. Het is op dit moment duidelijk dat deze tak van de geneeskunde weer in de lift zit, dat er een grotere erkenning is gekomen binnen de geneeskunde, dat men in de samenleving het belang is gaan inzien en dat een plaats binnen het medisch onderwijs langzamerhand is ingenomen, waarbij het niet alleen meer gaat om kennis nemen van de wetten op het terrein van de volksgezondheid, maar waarin de rol van de omgeving op het ontstaan van ziekten sterk geprononceerd aan de orde wordt gesteld.

De ontwikkelingen in de maatschappij, de grote veranderingen die zich daar voltrekken, moeten ook voor de sociale geneeskunde een uitdaging zijn. Die maatschappelijke ontwikkelingen worden heel aardig door Rudy

Kousbroek (1994) geschetst in zijn artikel over de emancipatie van Afke's tiental: 'De wereld, zo zou iemand met uitpuilende ogen uitroepen, staat op zijn kop! Alle door de Heer (of de Natuur) gewilde verschillen zijn zoek, de knecht regeert de heer, de vrouw beveelt de man, de kinderen gehoorzamen niet langer de ouders, niemand weet zijn plaats meer; van allerlei 'geesels der mensheid' wordt niet meer vernomen, de straf der zwangerschap volgt niet meer op de zonde, de mensen zijn vergeten wat werkelijke armoede was; iedereen leeft in weelde en overvloed; er heerst totale goddeloosheid, normloosheid en bandeloosheid. Er bestaat geen respect meer, geen gehoorzaamheid, geen plichtsbesef, geen beginselvastheid en geen bereidheid om offers te brengen.' Dit lijkt allemaal negatief en is het hier en daar ook wel. Maar deze maatschappijverandering vraagt om nieuwe impulsen die de verzorgingsstaat in elk geval weer een nieuwe aanzet moeten geven. Op dit moment wordt onze maatschappij sterk bepaald door een overwegend liberale opvatting. Individualisme, marktdenken, nadruk op economie en financiën en een sterke decollectivisering en privatisering spelen een rol. Ook in de gezondheidszorg zien we dit doorwerken. Zo lijkt het ziekenfonds te worden vervangen door een verzekering die sterk de kant uitgaat van een schadedekking. In de loondervingswetten, de sociale zekerheid, worden ook veel private aspecten zichtbaar. Het voor elkaar zorgen en het bestrijden van sociaal onrecht lijkt te zijn verdwenen. Maar zoals in de vorige eeuwen de medici zich wendden naar de maatschappij en daar hun invloed hebben laten gelden en mee hebben bijgedragen aan een verbetering van die maatschappij, zo kunnen ook de sociaal-geneeskundigen thans in de grote veranderingen op maatschappelijk terrein een uitdaging zien om tot een nieuw evenwicht te komen. 'Discover the challenge in every problem,' zo stelde eens een Amerikaans predikant in navolging van Norman Vincent Peale (1978), de ontwerper van het 'positief-denkenconcept.'

Hoofdstuk 3

WERKERS IN HET VELD

In welke beroepen is de sociaal-geneeskundige werkzaam? Dit hoofdstuk geeft de aard en omvang van het werkveld aan. Duidelijk is dat een groot deel van ons artsenbestand werkzaam is in de sociale geneeskunde/public health.

Wie zijn werkzaam in het veld van de sociale geneeskunde en de public health? In de colleges voor eerstejaarsstudenten in de geneeskunde in Groningen wordt als standaard de vraag gesteld of men ooit in zijn of haar leven een sociaal-geneeskundige heeft ontmoet. Er valt dan een groot stilzwijgen. Men heeft geen idee dat er dokters zijn die werkzaam zijn buiten de huisartsgeneeskunde of de specialisten in het ziekenhuis. Als we dan zeggen dat iedereen in aanraking is geweest met de consultatiebureau-arts en dat men ook de schoolarts menigmaal heeft ontmoet, beseft men dat er inderdaad artsen zijn die niet in de curatieve sfeer hun arbeidsterrein hebben. Het blijkt dus dat zelfs studenten in de geneeskunde zich niet realiseren dat er een grote groep beroepsbeoefenaren met een medisch diploma bestaat die niet curatief werkzaam is.

3.1 Beroepsuitoefening

De eerste vorm van sociale geneeskunde als medische beroepsuitoefening begint in Nederland in de 19e eeuw. De in het vorig hoofdstuk genoemde hygiënisten waren voor een groot deel afkomstig uit de curatieve sfeer en beoefenden in vele gevallen dat vak ook nog. Samuel Sarphati was bijvoorbeeld huisarts in Amsterdam. De benoeming van inspecteurs bij de overheid was het startpunt van een zelfstandige beroepsuitoefening buiten de curatieve artsen om. In het begin van de vorige eeuw werden artsen bij gemeentelijke geneeskundige diensten benoemd, de schoolartsen. Ook bij de Rijksverzekeringsbank kwamen er in die tijd artsen in het kader van de nieuwe ongevallenwet. Tot aan de Eerste Wereldoorlog was het aantal sociaal-geneeskundigen nog zeer beperkt. In de periode tussen de twee wereldoorlogen neemt hun aantal toe en er treedt ook een steeds grotere mate van differentiatie op, waarbij het accent ook gaat verschuiven van de openbare naar de particuliere sector. De oprichting van de eerste bedrijfsgeneeskundige dienst door Philips in 1928 vormt de aanleiding tot het ontstaan van een nieuwe categorie sociaal-geneeskundigen, de bedrijfsartsen.

Nadat in 1930 de Ziektewet in werking treedt ontstaat er opnieuw een groep sociaal-geneeskundigen, de verzekeringsartsen.

In de periode van 1945-1970 zien we een uitbouw van de sociale verzekeringen. Er is een sterke toename van het aantal sociaal-geneeskundigen en er treedt ook een sterke differentiatie op binnen de categorie sociaal-geneeskundigen. Door de inwerkingstelling van het Ziekenfondsbesluit zien we adviserende geneeskundigen bij ziekenfondsen ontstaan. De overheid heeft ook zelf behoefte aan meer beleidsartsen en de gemeenten benoemen vaak gemeenteartsen, hoewel dat ook vaak huisartsen zijn.

Zoals al gesteld in het vorige hoofdstuk werd na de Tweede Wereldoorlog een eerste poging gedaan om de sociale geneeskunde als een nieuw soort specialisme te doen erkennen door de KNMG. Doeleman (1968) schetst de weg naar erkenning als een lange en ook moeizame weg, waarbij de laatste etappe naar een verdere ontwikkeling van sociale geneeskunde nog lang niet afgesloten zou zijn. De oprichting van de Landelijke Vereniging van Sociaal Geneeskundigen (LVSG) in 1981 en de opneming daarvan in de KNMG als vierde beroepsvereniging is te schetsen als een doorbraak bij de erkenning van het beroep van sociaal-geneeskundige. De LVSG heeft gezorgd voor een toename aan hoogleraren sociale geneeskunde en het op gang komen van de samenwerking tussen de universitaire en niet-universitaire instituten. Ze heeft ook initiatieven ondernomen om te komen tot een heroriëntatie en reorganisatie van de sociaal-geneeskundige opleidingen.

Helaas is recentelijk de LVSG weer opgeheven. De in 2000 opgerichte Nederlandse Federatie voor Public Health zal een deel van de doelstellingen van de LVSG kunnen behartigen. De typisch medische zaken zullen worden overgenomen door de Nederlandse Vereniging voor Algemene Gezondheidszorg (NVAG), de Vereniging voor Volksgezondheid en Wetenschap (V&W) en de beroepsverenigingen op het terrein voor arbeid en gezondheid. Een van die verenigingen, de Nederlandse Vereniging voor Arbeidsgezondheidszorg en Bedrijfsgeneeskunde (NVAB), is toegetreden tot de federatie KNMG. Ook de verzekeringsartsen hebben het lidmaatschap van de federatie aangevraagd.

3.2 Registratie van sociaal-geneeskundigen; takkenstructuur

Al eerder, in 1960, wordt het kader geschapen voor de erkenning en registratie van sociaal-geneeskundigen. Binnen vijf jaar worden vier takken van de sociale geneeskunde erkend als een specialisme:
- arbeids- en bedrijfsgeneeskunde (1961);
- jeugdgezondheidszorg (1962);
- verzekeringsgeneeskunde (1964);
- algemene gezondheidszorg (1965).

Voor al deze takken worden opleidingseisen vastgesteld. In 1975 wordt de tak 'bijzondere vormen van sociale geneeskunde' als vijfde tak erkend, met de tuberculosebestrijding en de medische milieukunde als bijzondere vormen. Nadien wordt de sportgeneeskunde nog als een aparte tak erkend, evenals een tak zonder nadere aanduiding.

In het kader van de toenemende internationalisering ontstaat behoefte aan wederzijdse afstemming en invulling van vakgebieden. De differentiatie en ook de inhoudelijke omschrijving van de sociaal-geneeskundige takken op internationaal niveau blijken niet parallel te lopen met de ontwikkelingen in de ons omringende landen. Op basis van een vergelijking van de sociale geneeskunde in Nederland en Europa wordt geconcludeerd dat eenvormigheid ontbreekt. De Nederlandse onderverdeling in zeven takken is in geen enkel land zo ver doorgevoerd. Primair aanwezig in elk land zijn de beroepsgezondheidszorg en de algemene gezondheidszorg. De andere in Nederland erkende takken zijn elders voor het merendeel een integraal onderdeel van de klinische specialismen of behoren tot de taak van de huisartsen.

De kans op internationale erkenning van de opleiding sociale geneeskunde wordt als laag ingeschat. Naast een opleidingsduur van vier jaar postacademisch onderwijs is erkenning door andere landen van de Europese Unie noodzakelijk om tot een goede uitwisseling te kunnen komen. Erkenning zou slaagkans hebben als het gaat om een indeling van de sociale geneeskunde in de beroepsgezondheidszorg, waarbij de aandacht van de artsen gericht is op het vaststellen van arbeidsongeschiktheid en de reïntegratie en op de algemene gezondheidszorg. In andere landen wordt deze public health 'algemene gezondheidszorg' genoemd en soms ook 'community medicine' of 'community health'.

Het is dan ook daarom dat het College voor Sociale Geneeskunde (CSG 1993) in de afgelopen jaren de indeling op Europees niveau heeft gebracht en ook de opleidingseisen die daarmee gepaard gaan, heeft herzien. We kennen nu de twee gebieden en men kan daarin geregistreerd worden als sociaal-geneeskundige (tabel 3.1). Het gaat dan om de *occupational medicine*

Tabel 3.1 *Sociaal-geneeskundige beroepsbeoefenaren en aandachtsgebieden*

arbeid en gezondheid
– bedrijfsartsen/arbo-artsen
– verzekeringsartsen

maatschappij en gezondheid (community medicine)
– jeugdgezondheidszorg
– infectieziektenbestrijding
– sociaal-medische advisering
– medische indicatiestelling
– preventie en gezondheidsbevordering
– medische milieukunde
– sportgeneeskunde
– MOA-artsen (Medische Opvang Asielzoekers)
– forensische geneeskunde

met als afstudeermogelijkheid en ook met de titel daarbij 'arts arbeid en gezondheid, bedrijfsarts' of 'arts arbeid en gezondheid, verzekeringsarts'. De andere tak is de *community medicine*, de 'arts maatschappij en gezondheid'. Bij het terrein van 'maatschappij en gezondheid' gaat het om de wisselwerking tussen de mens en zijn leefomgeving; bij de beroepsgezondheidszorg gaat het om de wisselwerking tussen de mens en zijn arbeidsomgeving.

3.3 Beroep en wetenschap

Van der Wal (1997) stelt dat we in de sociale geneeskunde heel duidelijk onderscheid moeten maken tussen de beroepsuitoefening zoals we die hierboven schetsten en het wetenschapsgebied, waarin onderzoek wordt verricht. Onderzoek kan niet anders dan multidisciplinair worden gedaan, omdat het te maken heeft met de complexiteit van de maatschappij en de invloed daarvan op de gezondheid en op het ontstaan van ziekte. Ook daarin onderscheiden we weer twee gebieden, namelijk het gebied van het gezondheidszorgonderzoek (health services research) en het gebied van de volksgezondheid (health research). In het eerste gebied gaat het om de structuren, de organisatie en ook de financiering van de zorgsector. Hoe wordt die zorg gebruikt en in welke hoeveelheden? Ook het effectonderzoek hoort bij dit onderdeel. Bij de volksgezondheid gaat het om het terrein van het bevorderen van die gezondheid en het voorkómen van ziekte. Preventie is hier het meest essentiële onderdeel. Het gaat hier dan ook om de public health in bredere zin: alle disciplines die een rol kunnen spelen bij het bevorderen van de gezondheid passen in het onderzoek van de volksgezondheid.

Daarnaast bestaat het wetenschapsgebied van de 'arbeid en gezondheid', de occupational medicine.

Hoeveel artsen zijn werkzaam in deze deelgebieden van de sociale geneeskunde?

Er is in het afgelopen decennium een aantal peilingen geweest dat ons een indicatie geeft omtrent de verdeling van artsen. In ons land hebben tegen de 40.000 mensen een artsdiploma: per 400 Nederlanders is er iemand die medische hulp kan verlenen. We zitten daarmee, gelet op Europese cijfers, erg laag.

In een KNAW-rapport van 1991 lezen we dat men toen vaststelde dat 20-25% van de artsen koos voor een sociaal-geneeskundige baan, een niet gering aantal dus. Het lijkt nog hoger te zijn als we een wat meer juiste telling vanuit het Nederlands Instituut voor Preventieve Geneeskunde (Van den Berg c.s. 1992) bestuderen. Van de 40.000 artsen zijn 7000 artsen werkzaam in de huisartsgeneeskunde en zo'n 15.000 in de specialistische geneeskunde. De rest is niet-curatief bezig, inclusief ook de artsen die niet of niet meer werken. Het houdt in dat 25% van de werkzame artsen als huisarts functioneert, 35% als specialist en 30-35% sociaal-geneeskundige arbeid verricht. De rest is niet actief als arts. Uit dit onderzoek bleek ook dat nog steeds het stereotiepe beeld bestaat dat men pas kiest voor een niet-curatieve baan na een loopbaan in de curatieve sector, en dat het dus gaat om een tweede loopbaan. Van de niet-curatief werkende artsen is echter 57% jonger dan 41 jaar. Dit heeft te maken met een grotere instroom in de beroepsgezondheidszorg en ook in de jeugdgezondheidszorg in de jaren negentig.

De verdeling van de niet-curatieve artsen over de verschillende sociaal-geneeskundige werkzaamheden laat zien dat het merendeel van de sociaal-geneeskundigen werkzaam is in de arbeids- en bedrijfsgeneeskunde. Iets minder treffen we aan in de jeugdgezondheidszorg. Van de sociaal-geneeskundigen heeft 45% korter dan vijf jaar in de curatieve sector gewerkt. De nieuwe generatie sociaal-geneeskundigen lijkt dus jonger en men heeft al vrij gauw na de opleiding voor dit vak gekozen.

Volgens het onderzoek van het NIPG-TNO zegt 70% van de niet-curatief werkende artsen van plan te zijn geweest een curatief medisch vak te kiezen. De redenen dat ze toch hebben gekozen voor het sociaal-geneeskundige vak zijn gelegen in een tekort aan opleidingsplaatsen, het tijdelijk iets anders willen doen, een regelmatig leven, interesse in maatschappelijke achtergronden en het samenwerken in multidisciplinair verband.

3.4 Plaats op de markt

Uit onderzoek in Groningen (Cohen-Schotanus & Huisjes 1994) naar de plaats op de markt van de afgestudeerde artsen 2,5 jaar na het afstuderen bleek dat 40% als AGNIO en 31% als AGIO werkzaam was. In totaal bleek een derde in de sociale geneeskunde werkzaam te zijn: 20% van de AGNIO's en 16% van de AGIO's. Met elkaar vormen huisartsgeneeskunde en sociale geneeskunde de grootste groep waarin basisartsen een opleiding volgen en waarin ze een toezegging hebben voor een opleidingsplek of waarvoor zij de wens hadden in opleiding te komen. Het bleek ook dat vrouwen vaker voor de sociale geneeskunde en de huisartsgeneeskunde kiezen vanwege de betere mogelijkheden om in deeltijd te werken.

Een Gronings onderzoek, verricht door Derksen (2001), onder studenten van het eerste tot het zesde jaar over de keuzes en motieven voor het latere beroep leverde een interessant beeld op. De studenten worden opgevoed in de klinische geneeskunde en dat weerspiegelt zich ook in hun keuze: 80% wil huisarts of specialist worden. Echter, bij de vrouwen geeft 24% aan wel in de sociale geneeskunde te willen gaan werken. Ook geeft een groot aantal medische studenten aan dat ze eerst in de curatieve sector wil gaan werken, maar dan vervolgens naar de sociale geneeskunde overstappen. Opvallend is ook dat 60% van de studenten aangeeft dat het belangrijk wordt gevonden dat een sociaal-geneeskundige ook klinische ervaring heeft. Van de coassistenten zegt 20% dat ze na een poosje curatieve ervaring in de sociale geneeskunde willen gaan werken.

De redenen om de sociale geneeskunde te kiezen komt vaak voort uit een grotere mogelijkheid om parttime te gaan werken, regelmatige werktijden te hebben. Ook de verscheidenheid aan problematiek van het vakgebied trekt sommigen aan.

Uit dit onderzoek blijkt dus dat de eerste gedachte van de studenten is om specialist te worden. Dat bleek ook al uit een eerder onderzoek onder studenten (Post c.s. 1998). Via een enquête werd gevraagd naar de werkinvulling van de studenten in de toekomst en ook de honorering die men dacht te krijgen. Over die honorering is het opvallende gegeven naar boven gekomen dat vooral mannen een hoog inkomen verwachten en dat vrouwen met een € 45.000,- genoegen zouden nemen en dan liefst ook nog in dienstverband.

Sabine Wildevuur (1999) stelt in *Medisch Contact* in haar artikel over 'droom of werkelijkheid' terecht dat de uiteindelijke keuze een heel andere is dan wat de medische student tijdens de studie denkt te gaan doen in de toekomst. Zij schrijft dat 65% van alle coassistenten zegt specialist te willen worden. Uiteindelijk wordt 35% dat. Van die coassistenten denkt 5% sociaalgeneeskundige te worden, terwijl in feite 35-45% dit vak gaat uitoefenen. Ze trekt hieruit de conclusie dat het noodzakelijk is om coassistenten beter te begeleiden bij hun beroepskeuze.

3.5 Conclusie

Concluderend kunnen we stellen dat arbeidskrachten in het veld van de geneeskunde voor een groot deel bestaan uit sociaal-geneeskundigen, al heeft lang niet iedereen een echte registratie als sociaal-geneeskundige. Bij de ouder-en-kindzorg is zelfs een applicatiecursus van 14 dagen voldoende om verder door het leven te kunnen gaan als CB-arts. Er zijn maar 3000 ingeschreven in het sociaal-geneeskundig register: 2000 in de sector Arbeid en Gezondheid en 1000 in de sector Maatschappij en Gezondheid. Men kan het werk nog uitvoeren zonder daarvoor de opleiding te hebben gehad. In de toekomst moet er een krachtig beleid worden gevoerd om meer sociaal-geneeskundigen op te leiden. Als het vak als een specialisatie wordt gezien, dient daarvoor de scholing verplicht te worden gesteld.

De aandacht die in het onderwijs wordt besteed aan de sociale geneeskunde zal, gelet op de verdeling van arbeidskrachten in het veld, in overeenstemming dienen te komen met de latere verdeling van de beroepsbeoefenaren over de verschillende werkvelden. Nog veel te veel wordt de opleiding gekenmerkt door de nadruk die men legt op de ziekenhuisgeneeskunde. Men heeft te weinig de blik gericht op de sociale aspecten van ziekte en gezondheid.

Dat in de toekomst wellicht door de verbetering van de opleidingsmogelijkheden een grotere instroom zal plaatsvinden in de specialistische beroepen zou niet onmogelijk zijn. Dat er aan de andere kant ook minstens dezelfde behoefte zal zijn aan nieuwe sociaal-geneeskundigen is onmiskenbaar waar. Dat houdt in dat er ook op de markt van de sociale geneeskunde wel eens rekening gehouden moet worden met tekorten aan arbeidskracht.

De huidige situatie waarin duidelijk sprake is van een tekort aan artsen in alle categorieën zal zeker tot problemen leiden in de vervulling van de vacatures op het terrein van de arbeidsgeneeskunde en de verzekeringsgeneeskunde. Wellicht zal door de grotere belangstelling van vrouwen voor de jeugdgezondheidszorg op dit terrein het tekort niet zo duidelijk worden gevoeld.

We zullen blijven pleiten voor een toename van het aantal studenten in de geneeskunde, al zal het verlaten van de numerus fixus niet kunnen leiden tot een onbegrensde toevloed van medische studenten, omdat de medische faculteiten door infrastructuur en docentencorps beperkingen kent. Een uitbreiding van het aantal faculteiten zal deze tekorten niet kunnen opvullen: de medische werkplaatsfunctie heeft in ziekenhuizen en extramuraal zijn grenzen al bereikt. Een faculteit op een andere plaats zou de mogelijkheden voor de nu bestaande faculteiten beperken, waar per saldo de toename dus door zal worden begrensd.

Hoofdstuk 4

GEZONDHEID CENTRAAL

De sociale geneeskunde/public health houdt zich bezig met de verbetering van de gezondheidstoestand van de populatie. In dit hoofdstuk beschrijven we wat we moeten verstaan onder gezondheid. De factoren die bepalen of we gezond dan wel ziek zijn worden beschreven naar aanleiding van het gezondheidsmodel van Lalonde. Met nadruk wordt gewezen op het verkrijgen van gezondheidswinst als doel van de sociale geneeskunde.

Het doel van de geneeskunde wordt, zoals reeds gezegd, heel aardig door McKeown (1979) verwoord als hij stelt dat 'het medisch ingrijpen ervoor moet zorgen dat de mens veilig op de wereld wordt gezet, dat hij of zij het leven in zoveel mogelijk gezondheid kan genieten en dat ziekten zoveel mogelijk worden voorkómen, terwijl aan het eind van het leven de medici er zijn om een goede eindspurt te waarborgen, zodat de mens zo veilig mogelijk en zonder al te veel lijden het ondermaanse kan verlaten'. We zien in deze omschrijving de interventie van zowel de curatieve als de sociaalgeneeskundige sector weerspiegeld.

De Franse legerchirurg Ambroise Paré (1510-1590), die in de 16e eeuw nog armen en benen amputeerde zonder narcose zag het nogal relatief als het over het succes van de geneeskunde ging. Hij zei dat het doel van de geneeskunde was: 'Guérir parfois, soulager souvent et consoler toujours'. Soms gaat het om genezen, maar vaak is het doel dat er verlichting wordt gegeven en altijd is troosten een doel van de geneeskunde.

Van oudsher is de geneeskunde erg gericht geweest op het bestrijden van ziekten, hoewel vader Cats al treffend verwoordde dat preventie toch ook de moeite waard was. Hij dichtte:

*'t Is nutter saeck gesond te blijven
dan sieckten constigh weg te drijven*

In de geschiedenis zien we echter dat steeds alle aandacht was gericht op het ontdekken van de oorzaak van ziekten om vandaaruit te beginnen aan het herstellen ervan. Toen de bacterie werd ontdekt als de veroorzaker van infectieziekten heeft men alles in het werk gesteld om die bacterie te bestrijden. Alexander Fleming vond eigenlijk bij toeval dat een schimmel in een kweekbodem de bacteriegroei remde en had daarmee de penicilline ontdekt. In de medische kringen geloofde men dat niet en de ontdekking van 1929 bleef daardoor onopgemerkt tot iemand eind jaren dertig het artikel weer onder ogen kreeg. Toen werd begonnen met het op grote schaal produceren van penicilline. We zien ook hier weer dat medische ontwikkelingen vaak samenhangen met toevalligheden. Serendipiteit speelt een grote rol.

4.1 Het gezondheidsbegrip

Voor de sociale geneeskunde staat het begrip 'gezondheid' veel centraler dan het begrip 'ziekte'. Van oudsher is men in het vakgebied van de sociale geneeskunde/public health gericht geweest op het trachten de gezondheid te bevorderen. Allerlei interventies werden gepleegd om de determinanten van ongezondheid op het spoor te komen en die te bestrijden. In de public health is men in wezen veel meer gericht op de determinanten van gezondheid dan op de ziekte. Centraal staat dan ook de preventie als middel om de gezondheid te bevorderen.

Gezondheid is een moeilijk begrip. De WHO-definitie gaat uit van een volledige harmonie op somatisch, psychisch en sociaal gebied. Het gaat dan om het welzijn op alle terreinen, een vrij ideale toestand die nauwelijks te bereiken valt. Toch is vanuit deze definitie hard gewerkt en mede onder invloed daarvan is een beeld ontstaan dat de medische wetenschap door haar technische ontwikkelingen het ideaalbeeld zou bereiken. Met name na de Tweede Wereldoorlog, toen de technologie in een stroomversnelling kwam en vele successen werden behaald, nam het geloof in het kunnen van de medici sterk toe. Men had het gevoel dat de dood te overwinnen zou zijn, in elk geval veel verder vooruit te schuiven dan tot die tijd. De vervangingsgeneeskunde, de transplantatietechnologie, opende vele mogelijkheden om ziek weefsel in te wisselen voor gezond. De successen op het terrein van de infectieziekten, de hart- en vaatziekten en later ook op het terrein van de maligne aandoeningen verzwakten de aandacht voor de preventie.

Maar is 'gezond' wel het afwezig zijn van ziekte? Is een diabetespatiënt dan ongezond en is een patiënt met een chronische handicap dan ziek? Het hangt er maar van af wie naar die betrokkene kijkt. Als medicus houdt men algauw iemand voor ziek die een afwijking heeft zoals in de leerboeken is omschreven. Een erectiestoornis is in de ogen van de uroloog een ziekte, omdat dit een afwijking van het medisch normale betreft. Vele ouderen met erectieproblemen aanvaarden dat als behorend bij hun leeftijd en voelen zich er gezond bij.

Elk individu heeft een andere invulling van het gezondheidsbegrip. Het is subjectief en heeft te maken met het gevoel van welzijn. Men voelt zich ziek of gezond en dat heeft te maken met de hinder die men ondervindt. In de Engelse terminologie heeft men drie begrippen voor ziekte: disease, illness en sickness. Alleen *disease* duidt op objectief vast te stellen ziekten en afwijkingen. De andere twee termen wijzen veel meer op een subjectief beleven. Bij *illness* is er sprake van een gevoel van ziek-zijn, van niet lekker voelen. *Sickness* is een begrip met een meer sociale dimensie: men voelt zich ziek en kan daardoor niet aan zijn verplichtingen, zoals werken, voldoen. Wegens ziekte blijft men thuis (sickness). Bij de enquêtes over de ervaren gezondheidstoestand die regelmatig in de bevolking worden afgenomen gaat het in wezen om het aan- of afwezig zijn van klachten of, nog beter, over het ervaren dat men niet helemaal gezond is. En dat gevoel van zich niet gezond voelen is vaak aanleiding om de huisarts te raadplegen.

Toen tien jaar geleden de commissie-Dunning (Keuzen in de Zorg 1991) haar voorstellen omtrent de keuzen in de zorg als een advies aan de regering in de persoon van de toenmalige staatssecretaris Simons overhandigde, werd ook bij de verdeling van de middelen die beschikbaar waren voor de gezondheidszorg, gefilosofeerd over het begrip 'gezondheid'. Immers, om prioriteiten te stellen moest de noodzakelijke zorg als absoluut te verzekeren pakket worden geformuleerd. Bij noodzakelijke zorg werd in de commissie gedacht aan die zorg die noodzakelijk is om in de gemeenschap normaal te kunnen functioneren. Er werd afgesproken dat het uitgangspunt voor dit begrip het 'gemeenschapsgerichte gezondheidsbegrip' is. Wat we collectief willen betalen is die zorg die noodzakelijk is om de burger als lid van de maatschappij een goed en normaal leven te geven. En dan is 'normaal' hier bedoeld als een functioneren op het niveau van de mogelijkheden van het individu. Een gehandicapte functioneert normaal als hij of zij zich op zijn niveau in die samenleving kan manifesteren, zonder de beperkingen van ziekten en handicaps die het hem/haar bijvoorbeeld onmogelijk maken zich te verplaatsen. Naast dit gemeenschapsgerichte gezondheidsbegrip werd ook gebruik gemaakt van het individuele gezondheidsbegrip en het medische gezondheidsbegrip. Bij het individuele gezondheidsbegrip gaat het in wezen om hetzelfde als het begrip 'illness' en 'sickness', een subjectief gevoel van het individu omtrent zijn gezondheid. Bij het medische gezondheidsbegrip gaat men heel sterk uit van wat de medische wetenschap als ziekte definieert: een afwijking van de normale anatomie of fysiologie is een ziekte. Medici hanteren veel meer een ziektebegrip en gaan veel te weinig uit van gezondheid. Binnen de beroepsgroep zien we hier trouwens nog wel verschillen. Zo houdt een huisarts een patiënt eerder voor gezond tot het tegendeel bewezen is, terwijl een specialist iemand voor ziek houdt zolang niet aangetoond is dat er geen ziekte of afwijking bestaat. Het interveniëren wordt heel sterk door dit uitgangspunt bepaald als het om de omvang daarvan gaat. De huisarts zal spaarzamer zijn met het direct aanvragen van allerlei aanvullend onderzoek, terwijl de specialist direct gebruik maakt van laboratorium- en röntgenfaciliteiten en al snel ook naar de scanapparatuur (CT, MRI, PET) grijpt. Een medisch-curatief gezondheidsbegrip gaat dus heel sterk uit van de ziekte en niet van de gezondheid, zoals dat veel meer het geval is bij de sociale geneeskunde en public health, ook al is de huisarts wat meer gericht op gezondheid.

Binnen de sociale geneeskunde/public health wordt gewerkt met het begrip 'gezondheidstoestand' of ook wel met de term 'kwaliteit van leven'. Om een indruk te krijgen van die gezondheidstoestand van de bevolking worden vragenlijsten gebruikt, die door de burgers zelf worden ingevuld. Die vragen betreffen een aantal 'dimensies' van het bestaan, zoals een lichamelijke (pijn, mobiliteit), een psychische (stemming, seksuele beleving) en een sociale dimensie (algemene dagelijkse levensverrichtingen, relaties, arbeid).

Gezondheid kunnen we dus definiëren in organische, functionele en sociale termen. Het is opvallend dat sommigen met uitgebreide organische en functionele afwijkingen toch zeggen dat ze gezond zijn en dat er soms zonder enig aantoonbare stoornis toch sprake kan zijn van een gevoel van ernstige ongezondheid of ziekte.

4.2 Het gezondheidsmodel

In de public health wordt gewerkt met het gezondheidsmodel van Lalonde (1974) waarin vooral wordt gekeken naar de determinanten van die gezondheidstoestand (figuur 4.1). Vanuit dat model worden ideeën gegenereerd om te komen tot interventies om de determinanten zodanig te beïnvloeden dat het effect hiervan een verbetering van de gezondheidstoestand betekent.

Figuur 4.1   Model van Lalonde.

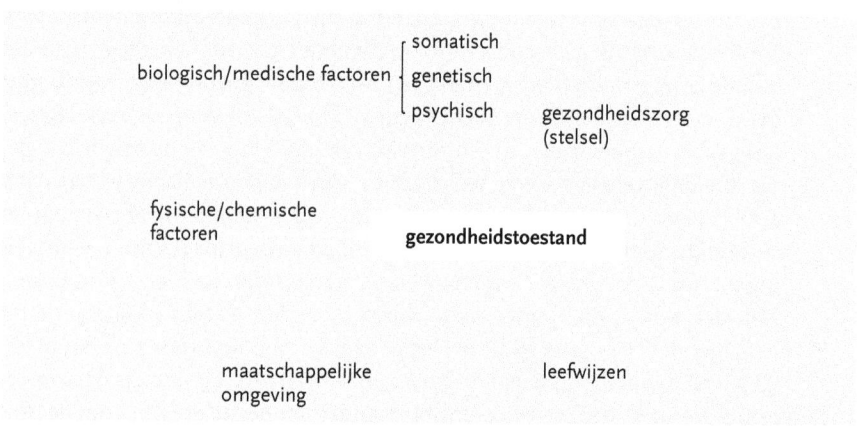

Heel duidelijk wordt in dit model aangegeven dat gezondheid niet alleen wordt bepaald door biologische of genetische factoren, maar ook door de sociale context waarin men leeft en het gedrag dat men manifesteert. Met name het toenemend inzicht in de genetische factoren zal de geneeskunde op haar grondvesten doen schudden. Het zal leiden tot een ware revolutie in de gezondheidszorg, waarbij de public-health-aspecten erg groot zullen zijn.

Op dit moment wordt al aandacht besteed aan de 'community genetics'. Als zo langzamerhand het genetisch paspoort binnen het bereik van de burger komt, zal deze geconfronteerd worden met de voorspellende, predictieve, geneeskunde. Men kan de kans op het krijgen van bepaalde ziekten laten bepalen. Dat zal leiden tot de vraag om screening, vroege opsporing en preventie. Maar daarnaast zal men ook steeds meer willen weten over de omgeving als factor die samen met de genetische afwijking uiteindelijk tot de ziekte leidt. De sociale geneeskunde zal op dit terrein een grote inbreng hebben.

Maar ook de consequenties van genetische informatie voor het afsluiten van verzekeringen en voor het medisch keuren voor een aanstelling zullen tot het aandachtsterrein van de public health behoren. De 'community genetics', de ontwikkelingen in de geneeskunde door het steeds meer in kaart brengen van genetische oorzaken voor ziekte, zal de maatschappij sterk veranderen.

De fysische omgeving weerspiegelt zich in de milieufactoren die schadelijk zijn voor het handhaven of verbeteren van de gezondheidstoestand. Het wonen aan een drukke weg met veel vrachtverkeer kan leiden tot een hogere prevalentie van astmatische kinderen. Het werken in een stoffig milieu zonder mondkapje of in een fabriek met een vochtig klimaat heeft longproblematiek tot gevolg.

Met name heeft ook de leefstijl, het gedrag van mensen, invloed op de gezondheidstoestand. Een te grote energieopname met als gevolg een obesitas leidt tot vele kwalen en tot een uitgebreide ongezondheid. De sociale omgeving oefent eveneens een belangrijke invloed uit. Als er in een gezin voortdurend spanningen zijn, kan zich dat uiten in een ziektegedrag met verzuim van het werk. Maar ook spanningen op het werk hebben grote invloed op het arbeidsverzuim en op het gevoel dat men het niet meer aankan en wegens ziekte moet verzuimen.

Bij de sociale factoren die van belang zijn bij ziekte en gezondheid spelen ook economische aspecten een belangrijke rol. Uit het werk van Mackenbach (1994) is duidelijk geworden dat een lage sociaal-economische status een slecht uitgangspunt is om gezond te blijven. Mensen met een laag inkomen leven gemiddeld 3,5 jaar korter dan de hogere inkomensgroepen. De kans op arbeidsongeschiktheid is bijvoorbeeld in de lagere inkomensgroep 6-8 maal zo groot. Armoede geeft meer ongezondheid en dat is dus een duidelijk aanknopingspunt voor de sociale geneeskunde/public health om hierop de pijlen te richten. In feite zijn we dan weer precies op het punt van de collega's in de 19e eeuw, die ook almaar streden tegen armoede, omdat ze zagen dat ziekte veel meer voorkwam in de bevolkingsgroepen die zich aan de onderkant van de samenleving bevonden en dat daar de sterfte veel groter was, met name ook de zuigelingensterfte (SEGV 2001).

4.3 Gezondheidszorgsysteem als determinant

In het Lalonde-model is ook het gezondheidszorgstelsel een belangrijke determinant van gezondheid en ziekte. De toegankelijkheid en de betaalbaarheid zijn dan de belangrijkste beïnvloedende factoren. In de huidige discussie omtrent de hervorming van dat stelsel en de ombouw naar een meer op marktprincipes gestoeld systeem zullen ook de public health en de sociaalgeneeskundige in die sector uitgebreid moeten meepraten. Een meer marktgeoriënteerd systeem houdt immers een economisering in, en waar dat plaatsvindt geldt veel meer het recht van de economisch sterke. In een sociaal stelsel zal rijk voor arm, jong voor oud en gezond voor ziek meedragen in de kosten van de zorg, gebaseerd op een premie naar draagkracht. In wezen zijn zo de betaalbaarheid en de toegankelijkheid vanuit economisch oogpunt voor iedereen gewaarborgd. Bij een economisering en een op marktprincipes ingericht systeem moeten we maar afwachten of door grotere eigen bijdragen niet een drempel voor de lagere inkomensgroepen wordt opgeworpen. En we weten dat dit leidt tot nog grotere sociaal-economische gezondheidsverschillen (SEGV). De geluiden van de commissie-Albeda, die in 2000 vaststelde dat het ons in deze welvaartsmaatschappij nog steeds niet lukt de SEGV terug te dringen, mogen we ons in de public health ter harte nemen; vandaaruit moeten we als sociaal-geneeskundigen steeds maar weer op de bres staan voor een goede gezondheidszorg waarbij vooral de zwakkeren in de samenleving bescherming verdienen. Of het mogelijk zal zijn om in een kapitalistische maatschappij, gebaseerd op economische groei, op winst en op welvaart, de verschillen ooit volledig weg te werken valt te betwijfelen. Dat lijkt een utopie. Wellicht is het in dit kader gericht zijn op preventie een manier om juist bij de sociaal zwakke groepen de gezondheidstoestand te verbeteren. We weten immers dat de determinanten voor het krijgen van ziekten juist in die lage sociale groeperingen in grotere mate voorkomen dan in hogere SES-groepen. Er wordt meer gerookt, ongezonder gegeten en minder veilig gevreeën in de lagere sociale groepen dan in de groepen met hogere opleiding en hoger inkomen. Met name het beschikbaar stellen van meer geld voor preventieve activiteiten met ontwikkeling van community-based preventieprogramma's is een mogelijkheid om de SEGV-verschillen te verkleinen.

Het gezondheidszorgmodel van Lalonde is uitgangspunt geweest voor de Volksgezondheid Toekomst Verkenningen (VTV 1997) om de determinanten goed in kaart te brengen (figuur 4.2). Het model is verder uitgewerkt om adviezen ten aanzien van het beleid in de gezondheidszorg systematisch in hun samenhang te beschouwen.

Vanuit dat model is inzichtelijk gemaakt waar we moeten aangrijpen via zorgbeleid, preventiebeleid of facetbeleid. Het effect van het beleid zou kunnen worden afgemeten aan de veranderingen in de indicatoren van de gezondheidstoestand of in de determinanten van gezondheid.

Figuur 4.2   Het conceptuele model VTV 1997.

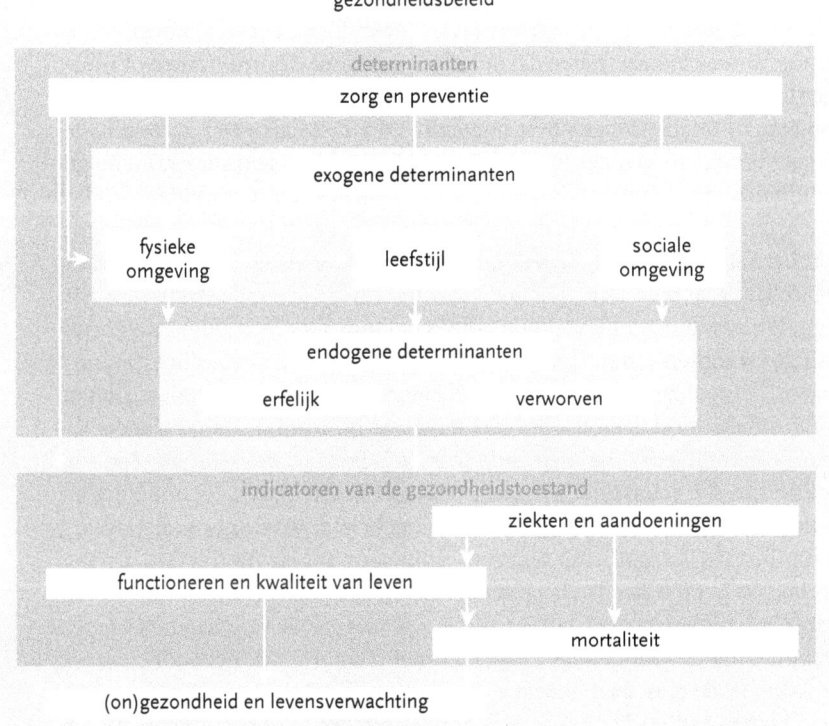

Het gezondheidsmodel van Lalonde is door de WHO als basis genomen voor haar programma 'Health for all by the year 2000'. In Nederland is dat programma uitgewerkt in de *Nota 2000* (1986). In deze nota werden gezondheidsdoelen opgenomen zoals het verminderen van het roken, het verlagen van het aantal verkeersslachtoffers, het laten dalen van het aantal 'hartdoden', enzovoort. Vele van die doelstellingen zijn in meer of mindere mate gehaald. Deze gezondheidsdoelen hebben voor de sociale geneeskunde een renaissance opgeleverd en een impuls voor onderzoek omtrent de determinanten van de gezondheid. De Winter (1990) stelt dat het facetbeleid van de overheid, gericht op het verbeteren van de woontoestand, de riolering en de waterleiding, dan weliswaar momenteel niet zoveel gezondheidswinst meer oplevert, maar dat andere facetten zoals reclamebeleid, bijvoorbeeld voor tabakswaren, personeelsbeleid en voorlichtingsbeleid, via de grote campagnes nog steeds veel gezondheidswinst zullen kunnen opleveren.

4.4 Gezondheidswinst

Bij de activiteiten die we verrichten in de sociale geneeskunde/public health gaat het in wezen om het verkrijgen van gezondheidswinst. Is het effect zodanig dat we kunnen stellen dat het ingrijpen in de determinanten of in het curatieve veld leidt tot een verbetering van de gezondheidstoestand van het individu of tot die van een hele populatie? Want behalen van gezondheidswinst kunnen we ook als doel stellen van de curatieve zorgsector. En bij gezondheidswinst gaat het dan om een verbetering van de kwaliteit van het leven, om het verhogen van de gemiddelde levensverwachting met inbegrip van het verschuiven van de leeftijd waarop handicaps en beperkingen ontstaan. Het gaat met name om het vergroten van de gezonde levensverwachting. De kwaliteit van leven lijkt steeds belangrijker te worden, meer nog dan de kwantiteit van het leven. In dat begrip zit ook een economische component. Zijn onze inspanningen in termen van kosten/baten zodanig dat de winst substantieel is en dat het niet ten koste gaat van de zorg op ander niveau? Gezondheidszorg heeft altijd te maken met schaarste en met een verdeling van die schaarste. De vraag naar gezondheidszorg is oneindig en onze middelen zullen eindig blijven. In het beleid van de gezondheidszorg staat juist de vraagsturing tegenwoordig centraal en men wil niet meer horen van het feit dat de vraag oneindig is. Vraagsturing stimuleert de verantwoordelijkheid van de burger en die zou volgens de voorstanders van die vraagsturing de grenzen heel goed kennen. Echter, in de gezondheidszorg en zeker in de cure gaat het vaak om mensen die vanuit angst en onzekerheid vragen om onderzoek, om behandeling, om geneesmiddelen en om opname in instellingen. Het gaat om mensen die in existentiële nood zijn. Dat is totaal iets anders dan in het gewone economische verkeer. De financiële middelen geven dan vaak de grenzen aan. In de gezondheidszorg is dat niet het geval, omdat het dan om leven of dood kan gaan, om de kwaliteit van leven die in het geding is. We zullen die vraagsturing dan ook niet als leidraad moeten nemen, maar de behoeftesturing. En het bepalen van de behoefte aan zorg heeft enerzijds een subjectief karakter vanuit de zorgvrager, maar anderzijds een professioneel karakter in die zin dat vanuit deskundigheid van de hulpverlener de behoefte aangegeven kan worden. En natuurlijk zal die behoefte gaan stijgen. Alleen al de vergrijzing zal veel meer zorginspanningen vragen. Er zal dus altijd een spanning blijven bij het verdelen van de middelen. In de public health is het een taak om na te denken over die schaarste en de verdeling van middelen. En juist dan speelt het begrip 'gezondheidswinst' een rol. Immers, we kunnen niet tegelijkertijd alle technologische wensen inwilligen en ook de gehandicapten alles geven wat noodzakelijk is. We komen hier op de wet van de verminderde meeropbrengst ten aanzien van die gezondheidswinst (figuur 4.3).

Welke inspanning moeten we leveren om de gezondheidswinst te bereiken die we willen halen? Met andere woorden: welke kosten moeten we

Figuur 4.3   Wet van de verminderde meeropbrengst.

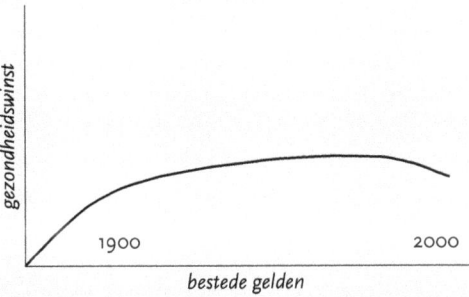

maken om de populatie gezonder te krijgen? Moeten we steeds meer investeren in de curatieve zorg met de technologische innovaties of moeten we misschien toch meer energie en geld stoppen in public-health-activiteiten? Natuurlijk is het hier geen of/of-situatie, maar gaat het om meer of minder. In de curve van de gezondheidseffecten zien we op dit moment een sterke afvlakking en hier en daar een vermindering van de effecten. De gezondheidstoestand van de populatie verbetert niet als we naar sommige gezondheidsindicatoren kijken. De levensverwachting van vrouwen blijft achter bij die van de ons omringende landen en ook de zuigelingensterfte geeft geen verbetering meer te zien. Daarbij is het effect van al onze medische inspanningen lichtelijk paradoxaal, zoals we al eerder hebben gezien. Door preventie van sterfte verhogen we het aantal personen met chronische aandoeningen. Het aantal chronische patiënten stijgt niet alleen door de vergrijzing, maar die stijging vindt ook zijn oorzaak in een verslechterende leefstijl van de populatie, een niet meer afnemend rookgedrag, maar juist een toename daarvan bij de jeugd. En met name de gezondheidstoestand van de jeugd is een toenemende zorg, omdat het lijkt dat steeds meer ongezondheid al op jonge leeftijd optreedt (Tuinstra 1998). De gezondheidsenquête van de GGD'en wijzen ook sterk in deze richting. Dat dit niet alleen in ons land het geval is toont Geckova (2002) die vanuit het Instituut Sociale Geneeskunde in Groningen een onderzoek verrichtte in Oost-Europa. Zij toonde aan dat ook in Slowakije onder adolescenten een even grote en misschien nog wel grotere ongezondheid voorkomt.

Bij de wet van de verminderde meeropbrengst zien we dat als we meer energie en kosten steken in de gezondheidszorg, in landen met een relatief laag budget bij een verhoging van de financiële mogelijkheden een forse toename van de gezondheidswinst kan worden verwacht. In Afrikaanse landen als Burkina Fasso, waar de primary health care nog maar heel gering is ontwikkeld, zal het vergroten van de vaccinatiegraad bijvoorbeeld een grote winst opleveren (Post 2000). Ook de beschikbaarheid van goede medicijnen zal leiden tot een aanzienlijke verbetering van de gezondheidstoestand van de populatie. In ons land kunnen we daar geen winst meer van verwachten.

De technologie zal ook geen grote sprongen in verbetering van de gezondheidstoestand van de populatie meer bewerkstelligen. Op het gebied van de hart- en vaatziekten en de oncologie staan zeker nog verbeteringen op de rol, maar het is de vraag of de kosten hiervan opwegen tegen de gezondheidswinst die op dat terrein is te behalen. Het is zelfs zo dat de curve op dit moment de neiging heeft te gaan dalen. Meer inspanning in de curatieve sfeer zal leiden tot meer chronisch zieken, maar ook tot meer iatrogene schade. Gezondheidswinst in de curatieve sfeer is op dit moment nauwelijks te behalen. Veel meer gezondheidswinst zou te verwachten zijn van de investeringen op het terrein van de public health. Een verbetering van de leefstijl door middel van interventies vanuit de sociale geneeskunde/public health via voorlichting, community-based activiteiten vanuit de GGDB's en vooral gezondheidsvoorlichting op scholen zou kunnen leiden tot een afbuigen van de curve in positieve zin. Maar dat vergt van de overheid wel een totaal ander beleid, dat veel meer gericht moet zijn op een investering in die public health. Het gaat hier om een innovatief beleid. Immers, het is bekend dat de voorlichting die we tot nu toe in de vorm van kennisoverdracht hebben gegeven, niet erg succesvol is. Er moet vanuit de public-health-deskundigheid een andere aanpak worden ontwikkeld waarin omgeving, school, ouders en kinderen in geïntegreerde programma's worden betrokken. En dan gaat het bij gezondheidswinst misschien nog meer om het verbeteren van de kwaliteit van het leven dan dat we de levensduur verlengen.

4.5 Gezondheidsbevordering

Gezondheid en gezondheidsbevordering staan centraal in de werkzaamheden van de sociaal-geneeskundigen in bijna alle beroepsgebieden, uitvoerend en beleidsondersteunend alsmede op terreinen van het verzekeringsstelsel (zowel de verzekeringen tegen loonderving wegens ziekte als die voor de dekking van kosten van curatieve ingrepen, het werk van de zorgverzekeraars). Maar niet alleen op het terrein van de algemene gezondheidszorg en preventie is die gezondheidsbevordering het doel, ook het gebied van arbeid en gezondheid heeft vele public-health-aspecten en ook daar zijn de sociaalgeneeskundigen gericht op een verbetering van de gezondheid van de populatie die aan hun zorg is toevertrouwd. Het gaat dan vooral om de werkende bevolking.

De arbo-artsen en de verzekeringsartsen zijn, zoals gezegd, in wezen ook bezig met het verbeteren van de gezondheidstoestand van de aan hen toevertrouwde populatie: de werkenden en degenen die door arbeidsongeschiktheid problemen hebben met de uitvoering van hun taken of dit in het geheel niet meer kunnen. Bij de verzekeringsartsen gaat het dan om de claimbeoordeling, maar ook om de reïntegratie. Bij de arbo-artsen gaat het om de preventie van arbeidsverzuim door het verbeteren van onder andere de arbeidsomstandigheden. Ook het reïntegratiebeleid van zieke werknemers is een verantwoordelijkheid van de arbo-arts. Het gaat daarnaast ook om het bevorderen van het welzijn van de werknemers, om de veiligheid op het werk en om, in het algemeen, de gezondheid van de werkenden. Met name deze preventieve activiteiten vragen om veel creatieve oplossingen. Kan men door het instellen van bijvoorbeeld rugscholen de werknemers behoeden voor het krijgen van rugklachten? Kunnen stressreductiecursussen overspanning tegengaan? De hier genoemde interventies zijn duidelijk niet op het individu gericht maar op groepen werknemers. Daarmee zijn ze ook weer activiteiten van de public health en de sociale geneeskunde.

Op het terrein van arbeid en gezondheid is veel te doen. We gaan in dit land naar een aantal van een miljoen Nederlanders die arbeidsongeschikt zijn – uitzonderlijk veel als we dat vergelijken met het buitenland. Niet alleen de medische factoren spelen daarin een rol, maar ook culturele en gedragsmatige factoren bepalen het arbeidsverzuim en uiteindelijk ook het arbeidsongeschikt worden (Groothoff 2002). Van de sociaal-geneeskundigen in deze sector worden op het terrein van de 'omgeving', de sociologische factoren en de culturele ideeën, vooral de opvattingen over ziekte en niet kunnen werken, interventies verwacht die het ziekteverzuim kunnen terugdringen. Dat zal niet lukken als we alleen van de medische deskundigheid uitgaan. Ziekteverzuim is geen medische, maar een maatschappelijke problematiek. De commissie-Donner (2000) meent te moeten adviseren alleen maar die werknemers voor WAO in aanmerking te laten komen die objectief aanwijsbare afwijkingen hebben en daardoor volledig arbeidsongeschikt zijn. Men heeft duidelijk niet de complexiteit van het arbeidsverzuim in beeld gebracht, want het vaststellen dat iemand niet kan werken is niet alleen een medische aangelegenheid. Soms zien we mensen met de meest ernstige ziekten goed in het arbeidsproces functioneren, terwijl anderen met objectief veel lichtere afwijkingen zeggen niet meer te kunnen werken. Er zijn dus meer factoren die het niet kunnen werken bepalen dan alleen de somatische afwijkingen.

4.6 Gezondheid van de populatie

De sociale geneeskunde is gekenmerkt door een brede schakering aan werkers in het veld. Dat maakt dit vakgebied boeiend en uitdagend. Al die werkers hebben te maken met een bepaald begrip van gezondheid, dat meer is dan het afwezig zijn van ziekten en afwijkingen. Het is een goede zaak om dat gezondheidsbegrip duidelijk voor ogen te krijgen als men werkt in een bepaald gebied van de sociale geneeskunde, om zo ook zicht te krijgen op het eigene van het werkveld.

Alle sociaal-geneeskundigen zijn bezig met de volksgezondheid, een begrip dat volgens Tordoir (1978) in zijn leerboek over de sociale geneeskunde in de praktijk kan worden omschreven als de gezondheid van de populatie. Om die gezondheid te bevorderen moet, zoals omschreven in het rapport van het Ministerie van Volksgezondheid 'Gezond en Wel' (vws 1995), aan een aantal doelstellingen worden voldaan (tabel 4.1). Pas als deze doelstellingen in goed beleid worden omgezet zal het ons lukken om de gezondheidswinst van onze inspanningen te vergroten.

Tabel 4.1   Doelstellingen voor gezondheidsbevordering

verlengen van een gezonde levensverwachting door
– bevorderen van gezond gedrag (GVO)
– voorkomen en uitstellen van ziekte: preventie
– doelmatige zorg
– gezondheidsbescherming

voorkomen van vermijdbare sterfte door
– preventie van b.v. roken en ongevallen
– gezonde voeding

verhogen van de kwaliteit van leven van personen met een langdurige ziekte door
– medische ingrepen
– technologische voorzieningen
– gepaste verzorging
– (re)integratie in het arbeidsproces
– maatschappelijke participatie

Hoofdstuk 5

HET WERKVELD VAN DE SOCIAAL-GENEESKUNDIGE

In dit hoofdstuk worden de taak en functie van de verschillende sociaal-geneeskundigen beschreven. Zij zijn werkzaam op vele terreinen, zoals preventie, advisering, beleid, arbeid en gezondheid. Duidelijk wordt dat sociaal-geneeskundigen anders denken dan curatief werkzame artsen en dat dit de samenwerking nogal eens in de weg staat.

Het terrein waarop sociaal-geneeskundigen werkzaam zijn zal in dit hoofdstuk nader worden omschreven om inzicht te krijgen in het dagelijks werk van deze artsen. We maken ook hier weer onderscheid tussen de geneeskundigen die werkzaam zijn op het terrein van de algemene en openbare gezondheidszorg ofwel in de maatschappelijke, community gezondheidszorg, en de artsen die werken in de sector van de arbeid en gezondheid, waartoe wij ook de verzekeringsartsen rekenen.

Al deze artsen hebben ook hun bijdragen, de een wat meer dan de ander, op het terrein van de public health en werken met andere disciplines samen in dit veld. In de Zeister conferentie die voorafging aan de oprichting van de Netherlands School of Public Health (1992) werd die public health omschreven als die activiteiten die gericht zijn op het voorkómen van ziekten en bevorderen van de gezonde levensverwachting op groeps- en populatieniveau. Schnabel, de eerste decaan van de NSPH in Utrecht, voegt daar nog aan toe dat het gaat om het realiseren van de gezondheid van de collectiviteit, maar ook het realiseren van de collectieve verantwoordelijkheid voor gezondheid en gezondheidszorg. Vanuit die opdracht kunnen we het werkveld ook invullen en de WHO (1995) vult dat nog verder aan als ze zegt dat het werkveld van de public-health-werker en daarmee van de sociaal-geneeskundige drie essentialia moet bevatten:
- beheersen van slechte invloeden van omgevingsfactoren;
- planning en management van de gezondheidszorg;
- epidemiologische research.

5.1 Beroepsgroepen

We beschrijven in het kort de verschillende beroepsgroepen in de sociale geneeskunde, zowel op het terrein van maatschappij en gezondheid als dat van arbeid en gezondheid. We gaan uit van de typering die in het beleidsplan van de LVSG in 1995 is beschreven.

Kenmerken van een sociaal-geneeskundige

De sociaal-geneeskundige is een arts die
- zich bezighoudt met de gezondheidskundige aspecten van de wisselwerking tussen mens, maatschappij en milieu
- een epidemiologische attitude, denk- en werkwijze hanteert
- beleidsadvisering, zowel gevraagd als ongevraagd, tot taak heeft
- preventief werkzaam is
- op individueel en op groepsniveau gezondheidsrisico's en ziekten signaleert en ook zelf interventies voorbereidt en uitvoert
- aanspraken van individuen op collectieve middelen vanwege gezondheidsproblemen beoordeelt

We laten nu de verschillende sectoren van de sociale geneeskunde de revue passeren.

5.1.1 JEUGDGEZONDHEIDSZORG

In de sector jeugdgezondheidszorg vinden we twee soorten artsen: de consultatiebureau-artsen en de schoolartsen, samen de jeugdartsen.

De eerste groep behartigt de gezondheid van de 0-4-jarigen en zij doet dat vanuit het vroegere kruiswerk, thans thuiszorg. De moeder-en-kindzorg is een van de eerste taken van de wijkverpleging geweest. Voorhoeve (2001) beschrijft op boeiende wijze de oprichting van het eerste consultatiebureau voor zuigelingen aan de Regentesselaan in Den Haag. De Haagse huisarts Plantenga was doordrongen van de noodzaak de zuigelingensterfte naar beneden te brengen, en een betere voorlichting aan moeders omtrent voeding en verzorging zag hij als een middel tot preventie van sterfte op jonge leeftijd. De 'wijkverpleegster' deed haar werk samen met huisartsen en kinderartsen in het kader van de kruisverenigingen. Later zijn deze kruisverenigingen opgegaan in de thuiszorgorganisaties, maar de moeder-en-kindzorg is tot nu toe organisatorisch nog niet veranderd, al zal er spoedig een verandering komen in die zin dat dit werk ook, net als dat van de schoolartsen, vanuit de organisatie van de GGD wordt uitgevoerd.

In de huidige setting werken consultatiebureau-artsen samen met verpleegkundigen om de gezondheidstoestand van de zuigeling te bevorderen, preventief gezondheidsstoornissen op te sporen en het vaccinatiebeleid uit te voeren. Ze geven veel voorlichting aan de ouders om de voeding zo optimaal mogelijk te laten zijn, om de opvoeding te ondersteunen en om ouders attent te maken op eventuele afwijkingen. Gehoor- en visusonderzoek zijn onderdelen van het takenpakket.

De schoolarts is later ontstaan en wel na de invoering van de Leerplichtwet in 1901 met de voor ons merkwaardige vermelding dat er een schoolarts moest komen 'om de kinderen te beschermen tegen mogelijk nadelige invloeden van het verplichte schoolgaan'.

De schoolarts, of beter gezegd de jeugdarts, is de vraagbaak voor de gezondheidszorg van 4-19-jarigen. Die vraagbaaktaak wordt voor een groot deel ook vervuld door verpleegkundigen. Meer en meer is de adviserende rol op de voorgrond komen te staan. De sociaal-geneeskundige Wiegersma (1999), jeugdarts-epidemioloog, toonde in zijn promotieonderzoek aan dat medische activiteiten gericht op het individu op zijn minst een dubieus effect hebben in die zin dat niet genoeg aantoonbaar is dat deze interventies ook echt de gezondheidstoestand van de jeugd verbeteren. De schoolarts zal zich veel meer moeten richten op voorlichting, preventie, enzovoort.

5.1.2 GGD-ARTSEN

Naast schoolartsen werken bij GGD'en ook artsen infectieziektenbestrijding. Het gaat hier om de medische inbreng bij voorkomen en bestrijden van tuberculose en van seksueel overdraagbare ziekten (soa's). Er worden op dit gebied drempelloze spreekuren gehouden.

Bij de GGD'en vinden we ook de artsen algemene gezondheidszorg. Zij hebben een adviserende taak in het kader van bijvoorbeeld de Wet Voorzieningen Gezondheidszorg die door de gemeenten wordt uitgevoerd. Het gaat dan om gehandicaptenzorg in de vorm van bijvoorbeeld vervoer of woningaanpassing.

Het werkterrein van deze artsen bevindt zich ook op het terrein van de collectieve preventie. Vossen (1990) stelt dat de gezondheidswetgeving nauw verbonden is aan de maatschappelijke ontwikkelingen en de GGD'en zijn daar de typische uitvoerders van. In 1990 werd de Wet Collectieve Preventie Volksgezondheid (WCPV) ingevoerd. De gemeente krijgt uitgebreide taken op het gebied van gezondheidsbescherming en voorkoming van ziekten: bewaking en bevordering van volksgezondheid voorzover deze samenhangt met risico's van collectief karakter. Van belang is dat gemeenten gehouden zijn kennis te verwerven over de toestand van de lokale volksgezondheid. Dit heeft een enorme stimulans gegeven voor epidemiologisch onderzoek bij GGD'en. Bijna overal in den lande is een epidemioloog in dienst genomen. Deze voert onderzoeken naar de gezondheid van de populatie uit door middel van periodieke gezondheidsenquêtes. Zo zijn gezondheidsprofielen van de bevolking opgesteld om na te gaan of men gezondheidsbevorderende maatregelen moet gaan nemen. GGD'en hebben van oorsprong een geneeskundig georiënteerde taak gehad. Het gaat dan om preventie voor individuen. Het vaccineren van reizigers tegen ziekten die ze in tropische landen kunnen opdoen is een overblijfsel van deze opvatting bij de GGD'en.

De gemeenten zelf, zo blijkt uit recent onderzoek van de arts-jurist Van Dijk (2001), hebben toch nog weinig gezondheidsbeleid in de begroting opgenomen. Ook de voornemens van B&W neergelegd in de collegebeleidsstukken getuigen nog niet van een grote aandacht van de gemeenten voor het gezondheidsbeleid. Men laat dat over aan de GGD'en, die op hun beurt toch wel weer afhankelijk zijn van de politiek en de financiën die vandaaruit voor hun werk beschikbaar worden gesteld.

Binnen de GGD'en zien we ook de adviserende artsen. Zij zijn betrokken bij de al genoemde WVG, maar hebben ook een belangrijke functie bij de indicatiestelling van ouderen voor zorg: verzorgingshuizen, verpleeghuizen en thuiszorg. Ook andere zaken zoals alarmering, verstrekken van maaltijden, enzovoort vallen nogal eens in hun werkveld. De advisering voor ouderenvoorzieningen doet men in het kader van de Regionale Indicatie Organen, de opvolgers van de gemeentelijke indicatiecommissies, die in 1976 ingesteld werden op grond van de Wet Bejaarden-Oorden (WBO). Een recent onderzoek vanuit het Instituut voor Sociale Geneeskunde in Groningen door Dijkstra (2001) uitgevoerd, toont aan dat de advisering in het kader van het RIO nog niet optimaal verloopt.

Binnen de GGD'en zien we ook de milieuartsen. Zij doen onderzoek naar de gezondheidsbedreigende factoren in ons fysische milieu. Een onderzoek naar de woonsituatie bij astmapatiënten in Groningen toonde aan dat in vochtige huizen deze ziekten meer voorkomen. Een dergelijk onderzoek is een taak van epidemioloog en milieuarts als het om de geneeskundige inbreng gaat.

Binnen de GGD kennen we ook het werkgebied van de forensische geneeskunde. Bij criminaliteit ondersteunen deze artsen het werk van politie en justitie. Het gaat hier om de niet-natuurlijke doodsoorzaken. Maar ze zijn ook beleidsartsen: zij genereren ideeën over preventie op dit terrein.

Een nieuwe loot aan de GGD-boom is de MOA-arts, de sociaal-geneeskundige die zich bezighoudt met de sociaal-geneeskundige aspecten bij asielzoekers.

5.1.3 BELEIDSARTSEN

Een taak van de algemene gezondheidszorg is ook de beleidsvoorbereiding. Behoudens artsen bij de GGD'en houden ook andere sociaal-geneeskundigen zich met beleidsontwikkeling bezig.

We zien deze artsen bij de overheid op het Ministerie van Volksgezondheid, bij de bekende adviesraden zoals het College van Zorgverzekeringen (CVZ) of de Raad voor de Volksgezondheid en Zorg (RVZ). Maar ook in ziekenhuizen zien we sociaal-geneeskundigen verschijnen als artsen die zich bezighouden met beleid, management en kwaliteitsbeheer.

Een aparte tak van sociaal-geneeskundigen zien we bij de zorgverzekeraars als adviserend geneeskundigen. Tot hun taakgebied behoort controle, zoals bijvoorbeeld het toekennen van een aangevraagde verstrekking, maar ook de ontwikkeling van beheersinstrumenten om het volume en de kwaliteit van de zorg in de hand te houden, de ontwikkeling van beleid ten aanzien van het verzekeringsstelsel, en het adviseren van de directie van de zorgverzekeraar om bepaalde ontwikkelingen te bevorderen of af te remmen.

Sportartsen horen tot nu toe nog bij de sociaal-geneeskundigen, maar ijveren voor een eigen specialisme. Dit is onlangs door de KNMG afgewezen, maar men doet pogingen om dat besluit te laten herzien. De reden van afwijzing is dat het hier toch gaat om geneeskunde gericht op de groep en niet per se op het individu. Bovendien is sportgeneeskunde zeer sterk gericht op preventie. Ondanks de afwijzing door de KNMG lijkt de opvatting toch ook wel te verdedigen dat hier geen sprake is van een typisch sociaal-geneeskundig aandachtsterrein. Het het zou goed zijn de sportgeneeskunde onder te brengen in een specialistische sector.

5.1.4 INSPECTIEARTSEN

In de sfeer van de Inspectie van de Volksgezondheid en de Inspectie van de Arbeid zien we de medische inspecteurs. De Inspectie Volksgezondheid alsmede de Arbeidsinspectie is al erg oud, gebaseerd op de geneeskundige wetten uit de 19e eeuw. De inspecteurs voeren het toezicht op de kwaliteit van het medisch handelen uit en bij de Arbeidsinspectie het toezicht op het naleven van de voorschriften over de arbeidsomstandigheden. Beide beroepsgroepen hebben een sociaal-geneeskundige invalshoek in die zin dat ze er zijn om de collectieve gezondheid te beschermen.

5.2 Arbeid en gezondheid

Aan de kant van arbeid en gezondheid heeft zich in de laatste jaren een grote verandering voorgedaan. Nederland kende tot aan de jaren negentig twee verschillende medische disciplines op dit terrein: die van de bedrijfsarts en die van de verzekeringsarts. Vanwege de scheiding van behandeling en controle in ons land zijn er relatief veel verzekeringsartsen. Deze scheiding is aan het begin van de vorige eeuw bij de invoering van de Ongevallenwet ingesteld om geen vermenging te krijgen van verantwoordelijkheden. Men wil de vertrouwenspositie van de behandelend arts niet in de waagschaal zetten door deze ook de controle op het ziekteverzuim te laten uitvoeren. Dit is in de ons omringende landen wel het geval. In ons land had men aan het einde van de 19e eeuw slechte ervaringen met artsen die voor verzekeraars verklaringen moesten afleggen over de doodsoorzaak van een verzekerde die een levensverzekering had afgesloten. Fraude op dit terrein heeft de toenmalige Nederlandse Maatschappij tot bevordering der Geneeskunst (NMG) allergisch gemaakt voor de vermenging van behandeling en controle. In de praktijk heeft de scheiding geleid tot grote distantie van de behandelend artsen met betrekking tot de relatie van gezondheid en arbeid, zowel op het terrein van de arbeidsomstandigheden als met betrekking tot de vragen op het terrein van de sociale zekerheid en de reïntegratie naar arbeid.

De verzekeringsgeneeskunde wortelt oorspronkelijk in de noodzaak van aanspraken op uitkering bij ziekte, ongeval en invaliditeit. Daarnaast groeide de aandacht voor begeleiding en reïntegratie en ook recentelijk houdt men zich meer bezig met de preventie van het arbeidsverzuim, eigenlijk het klassieke terrein van de bedrijfsgezondheidszorg. In die sector valt de laatste jaren met name bij de artsen juist een sterk toegenomen aandacht te constateren voor begeleiding en reïntegratie naast de 'klassieke' preventieve bedrijfsgeneeskundige taken, zoals het periodiek geneeskundig onderzoek en de werkplekbeoordeling. Hierdoor zijn de werkterreinen van de sociale verzekeringsgeneeskunde en de bedrijfsgezondheidszorg elkaar in toenemende mate gaan overlappen.

Deze ontwikkelingen vallen bovendien niet los te zien van de beleidsmatige veranderingen die zich sinds de jaren tachtig hebben voorgedaan op het terrein van het ziekteverzuim en de langdurige arbeidsongeschiktheid. In die tijd stelde de toenmalige regering-Lubbers dat de collectieve lasten voor de sociale zekerheid te hoog waren. Er diende te worden bezuinigd en dat hield in dat de toegang tot de WAO zou moeten worden 'versmald' en er veel meer aan reïntegratie en preventie van arbeidsverzuim moest worden gedaan. Er kwam een uitgebreide verandering in de wetgeving op het terrein van de sociale zekerheid. Essentieel is dat er een nieuw denken op gang kwam in die zin dat verplicht een arbodienst intrede in het bedrijf maakte. De bedrijfsarts werd een arbo-arts en eigen bedrijfsgeneeskundige diensten werden omgezet in arbodiensten. Aan de kant van de claimbeoordeling door de bedrijfsverenigingen en de toetreding tot de WAO kwam een andere structuur waarbij de arbodienst een rol ging spelen bij de ziekteverzuimbeoordeling en waarbij een aparte dienst kwam met verzekeringsgeneeskundigen die de WAO-toetreding medisch begeleidden. Belangrijk is ook nog dat de arbodiensten geprivatiseerd werden en dat ieder bedrijf dus deze diensten kan inkopen. De bedrijven worden daartoe ook geprikkeld, omdat de lonen dienen te worden doorbetaald gedurende het eerste jaar door de eigen werkgever. De werkgevers worden dus gestimuleerd om uitval zoveel mogelijk te voorkomen.

Er zijn dan ook twee lijnen te ontdekken in de activiteiten van deze sector in de sociale geneeskunde: de meer preventieve en de meer repressieve lijn. Het geheel is gericht op het terugdringen van het beroep op de sociale zekerheidsregelingen. Bij die preventieve maatregelen wordt ook een beroep gedaan op de eigen verantwoordelijkheid van de werknemer, een wijziging binnen een verzorgingsstaat waarin de overheid die verantwoordelijkheid altijd naar zich toegetrokken had.

De arbowetgeving is de laatste decennia sterk in beweging geweest en het lijkt erop dat zich nu eindelijk iets meer stabiliteit in dit veld aandient, hoewel er ook thans nog steeds grote zorgen zijn over het niet afnemend beroep op de WAO. De commissie-Donner (2000) heeft onlangs nog een advies uitgebracht om de loondoorbetaling te verlengen tot twee jaar en gedeeltelijk arbeidsongeschikten te weren uit de WAO. Over deze nieuwe voorstellen moet de regering nog een besluit nemen. Daarbij zal ze ook de recente SER-voorstellen betrekken waarin ook ideeën worden geventileerd over terugdringing van de WAO. Ook hier wordt ervan uitgegaan dat 'werkelijk' zieken in de WAO horen, en er wordt zelfs voorgesteld om hun uitkering naar 75% te verhogen, terwijl de gedeeltelijk arbeidsongeschikten onder de verantwoordelijkheid van de werkgevers blijven vallen. Die zullen moeten proberen om die werknemer vervangende arbeid aan te bieden.

Het geheel van activiteiten ten behoeve van verzuimende en arbeidsongeschikte werknemers wordt in Nederland 'sociaal-medische begeleiding' genoemd. Tot voor kort werd dit als een medische aangelegenheid gezien. Er zijn binnen de arbodiensten andere disciplines bijgekomen zoals arbeidsdeskundigen, hygiënisten, veiligheidsdeskundigen, enzovoort die de reïntegratie mede gestalte geven. Nog steeds echter wordt de arts gezien als de hoofdrolspeler bij de keuring voor de WAO. En impliciet wordt de geneeskundigen verweten dat zij niet strenger zijn gaan keuren. Nog steeds heeft men niet de werkelijke oorzaak van het ziekteverzuim weten aan te pakken. Die is veel meer gelegen in de maatschappelijke waardering van arbeid, in de rol die arbeid speelt in het leven van de moderne mens en ook in de omstandigheid dat steeds meer vrouwen in het arbeidsproces binnenstromen en met hen een andere opvatting over de waarde van arbeid. Vrouwen hebben immers vaak een dubbele taak: verzorging van kinderen naast een baan. Dat leidt nogal eens tot een disbalans tussen de draaglast en de draagkracht. Thuisblijven kan hiervan het gevolg zijn.

5.3 Samenwerking arbo-arts en curatieve zorg

In de huidige constellatie is de arbo-arts degene die bedrijfsgericht werkt. Deze heeft zowel een repressieve functie en controleert het ziekteverzuim, alsook een preventieve functie waarbij het bedrijf geadviseerd wordt inzake verbetering van de arbeidsomstandigheden, om aldus het verzuim te bestrijden.

Daarbij is in toenemende mate van belang dat de bedrijfsarts/arbo-arts gaat samenwerken met de curatieve geneeskundige. Die samenwerking is altijd al een probleem geweest (Calkhoven 1986). De communicatie schort nog steeds op alle fronten en daardoor zijn de te nemen maatregelen niet altijd adequaat. Op dit moment is ook in discussie dat de arbo-arts mogelijk een verwijsfunctie zou moeten krijgen. Hij wil zonder tussenkomst van de huisarts de patiënt rechtstreeks verwijzen naar de medisch specialist. In die zin neemt hij dus curatieve taken van de huisarts over en treedt hij buiten zijn deskundigheid als sociaal-geneeskundige. Het is de vraag of men toe moet naar een huisarts voor bedrijven. Wel is het voordeel van verwijzen door de sociaal-geneeskundige, dat deze op deskundige wijze de patiënt met arbeidsproblematiek of aan het werk gerelateerde ziekte de specialist in consult kan vragen.

Een ander probleem is dat in de sociale zekerheid de zorgsector nauwelijks verbinding heeft met die van de loonderving. Al meer dan tien jaar wordt door ons gepleit voor een grote convergentie (Post 1993): een naar elkaar toe groeien van de sociale zekerheid in zorg en loonderving. In Duitsland wordt de uitbetaling van de ziekengelden geregeld door de Krankenkassen. Alle gevolgen van ziekte, de loonderving en de betaling van de ziektekosten staan onder één regie. Dat heeft tot gevolg gehad dat er in Duitsland een veel strakker beleid voor de reïntegratie aanwezig is. Mensen gaan na bijvoorbeeld een hartoperatie direct naar een Rehabilitationszentrum om te worden gerevalideerd en voorbereid om het werk weer op te pakken. De Krankenkasse heeft er belang bij om mensen zo gauw mogelijk weer in het arbeidsproces te krijgen. Dat is in Nederland niet het geval. De ziekenfondsen/zorgverzekeraars hebben weinig belangstelling voor de reactivering: het is niet hun verantwoordelijkheid. Willen we de convergentie van zorg en sociale zekerheid gaan stimuleren, dan zou het een goede ontwikkeling zijn om de arbodiensten in het zorgcircuit op te nemen en deel te laten zijn van de zorgsector waarover de zorgverzekeraars een regiefunctie hebben. Net als met andere zorgverleners zouden er ook contracten met arbodiensten door de zorgverzekeraars kunnen worden afgesloten. We zien hier en daar bij zorgverzekeraars activiteiten in die richting. Onlangs is deze ontwikkeling ook nog eens bepleit door Groothoff (2002).

Naast de verzekeringsgeneeskundigen die werken in het kader van de beoordeling van arbeidsongeschiktheid kennen we ook nog verzekeringsartsen die werkzaam zijn bij de verschillende particuliere maatschappijen op het terrein van de ziektekostenverzekeringen en de schadeverzekeringen, zoals levensverzekeringen, ongevallenverzekeringen, medische letselschadeverzekeringen, enzovoort. Het gaat hier om artsen die louter de gevolgen van ziekte voor de schadeverzekering bepalen en uitspraken doen over de omvang en ernst van de ziekte of de handicap. Het gaat dan om een claimbeoordeling. Vaak wordt dit louter op de verstrekte informatie gedaan en zien de artsen de betreffende patiënt in het geheel niet.

5.4 Conclusie

Het veld van de sociale geneeskunde is breed en vele artsen zijn daarin werkzaam. Zoals we al zagen heeft een niet gering deel van hen curatieve ervaring opgedaan alvorens zich te bekwamen in de sociale geneeskunde. Op vele terreinen is dat een goede zaak. Men kan zich beter inleven in de problematiek van de patiënten en in de mogelijkheden die er zijn om verbeteringen aan te brengen als men zelf als arts aan den lijve die individuele problematiek heeft ervaren. Menig arts heeft na zijn curatieve fase de opleiding sociale geneeskunde nodig om te reprofessionaliseren. Immers, het denken in curatieve termen is totaal iets anders dan het denken in de op de populatie gerichte activiteiten. Helaas volgt nog niet iedereen de opleiding tot sociaal-geneeskundige en komt dus niet echt toe aan die reprofessionalisering en tot een andere kijk op het medisch gebeuren vanuit die sociaal-geneeskundige benadering.

Over die scholing zowel in de basisopleiding als in de vervolgopleiding, het postacademisch traject, gaat hoofdstuk 7. Maar eerst willen we het veld van de sociaal-geneeskundige activiteiten verder verkennen door na te gaan wat de huidige prioriteiten zijn in het veld van de public health.

Hoofdstuk 6

PRIORITEITEN IN DE PUBLIC HEALTH

Er is veel te doen op het terrein van de gezondheidsbevordering. Gelet op het overheidsbeleid, waarin nog steeds bijna alle middelen naar de curatieve zorg gaan, zullen we dus prioriteiten moeten stellen. Experts menen dat we ons vooral moeten toeleggen op het verbeteren van de leefstijl.

Zoals we in het vorige hoofdstuk hebben gezien is de sociaal-geneeskundige vooral werkzaam op het terrein van de public health, omschreven als het gebied van 'the science and art of preventing disease, prolonging life and promoting health through the organized effort of society' (Committee of Injury 1988). En die activiteit is niet alleen gebonden aan bijvoorbeeld de artsen werkzaam bij GGD'en, maar het strekt zich ook uit naar de artsen voor arbeid en gezondheid. Immers ook zij vallen onder de 'organized efforts' van de maatschappij. Mackenbach (2001) is van oordeel dat we drie samenhangende onderdelen moeten onderscheiden. Als eerste is er de 'theorie' dat de meeste gezondheidsproblemen zijn terug te voeren op blootstelling aan ongunstige omgevingsinvloeden. Deze zijn te verhelpen door primaire preventie. Hieruit volgend hanteren we als 'uitgangspunt' dat problemen in de volksgezondheid het beste zijn op te lossen door middel van collectieve maatregelen. En als derde onderdeel wijst hij op de 'norm' dat kwantitatieve onderzoeksmethoden het meest geschikt zijn om volksgezondheidsproblemen te bestuderen en oplossingen voor die problemen te evalueren. Sociaal-geneeskundigen moeten dus gaan werken aan een verandering van de omgeving en zullen dat samen met anderen moeten doen, aldus Mackenbach.

6.1 Preventie: toenemende aandacht

In de laatste jaren zien we in toenemende mate dat er een grotere belangstelling komt voor die aanpak van de omgeving, voor de preventie, voor de evaluatie van wat we hebben bereikt. 'De dynamiek is terug in de discussie over public health,' zegt Blans in *Health Management Forum* (2001) naar aanleiding van het Manifest van de Netherlands School of Public Health (NSPH). In dit manifest wordt beschreven dat in de discussie over een hervorming van ons gezondheidszorgstelsel het uitgangspunt zou moeten gelden dat we een volksgezondheidsstelsel moeten vormen dat gebaseerd is op gezondheid en kwaliteit van het leven en dat niet ziekte-georiënteerd dient te zijn, dus georganiseerd moet zijn vanuit en rond de curatieve zorg. Een nieuw stelsel zou dienen uit te gaan van een uitgewerkte gezondheidsvisie. De public health en de behandeling in de zorg zijn te onderscheiden, maar zijn tegelijk gekoppeld. Bij beide moet de mens, de burger die zo nu en dan patiënt is en altijd verzekerde, centraal staan. Gezondheidsdoelen moeten in samenspraak met de burgers worden geformuleerd en die gezondheidsdoelen moeten een maatschappelijke basis hebben. Als we de omgeving, de maatschappelijke context, als een van de belangrijkste oorzaken zien van ziekte, dan moeten we ook van dat standpunt uit beginnen met de opbouw van een stelsel. Niet alleen de NSPH beschouwt de public health als het stelsel, als uitgangspunt voor de herziening van dat stelsel, ook de recent opgerichte Nederlandse Public Health Federatie (NPHF) gaat daarvan uit. Deze federatie verenigt vrijwel alle belangrijke organisaties die zich op het terrein van de public health en de sociale geneeskunde bevinden. Met elkaar wil men de doelstellingen van de public health zien te verwezenlijken en met elkaar wil men invloed op de beleidsmakers gaan uitoefenen om werkelijk iets te gaan doen aan de bevordering van de gezondheidstoestand van de bevolking.

Maar welke uitdagingen liggen er dan voor die public health? Wat zijn de grote vraagstukken die aangepakt moeten worden en wat zijn de prioriteiten?

In een rapport uit 1995 over een regionale meeting van de WHO in Genève worden de uitdagingen voor deze eeuw als 'formidable' betiteld.

The world has turned into a global village, to recall McLuhan's memorable characterization. More precisely, most of the world is turning into a megalopolis. Urbanization, ecological imbalances, changing social structures and ever-increasing interconnectedness between local, national and transnational events and structures constitute a new operational field for public health. Telematics in cyberspace has strengthened this globalization.

Men wijst erop dat de aandacht van de public health gericht dient te zijn op de nieuwe epidemieën van infectieziekten zoals HIV/aids. Maar ook het probleem van de malaria en de ondervoeding in de Derde Wereld vraagt nog erg veel aandacht.

Opvallend is ook dat de WHO aandacht vraagt voor het in balans brengen van publiek en privaat als het om de financiering gaat van de gezondheidszorg. De gezondheidszorgstelsels die gekarakteriseerd zijn als Bismarckstelsels en die we in een groot deel van West-Europa aantreffen, zijn gebaseerd op een collectieve financiering. Op dit moment loopt die collectieve financiering vast en er zal meer privaat geld in de gezondheidszorg moeten vloeien om het stelsel betaalbaar te houden. Te veel privaat versterkt echter de ongelijkheid in de zorg en leidt tot een tweedeling. Het sociale karakter zal dan verloren gaan. Het is de kunst om met behoud van het sociale karakter van het stelsel toch meer private middelen ter beschikking te krijgen, door burgers meer eigen bijdragen of eigen risico aan de voet, een vaste bijdrage per jaar bij gebruik van de zorg tot een maximumbedrag, te vragen. Private middelen zullen de collectieve middelen moeten aanvullen.

Men is uitgebreid bezig om voor de 'health for all'-strategie de nieuwe targets te formuleren die in de komende eeuw het beleid zullen moeten gaan bepalen. Daarin spelen natuurlijk de oude doelen zoals de leefstijlverbetering, de vermindering van verkeersdoden, de aandacht voor de oprukkende infectieziekten en vooral ook het probleem van de chronische ziekten een rol.

Die globalisering stipt Mackenbach ook aan als een probleem en met McMichael en Beaglehole (2000) kunnen we stellen dat we onze nationale gezondheidsproblemen altijd in relatie moeten brengen met die van andere landen. Voor een groot aantal problemen (roken, infectieziekten, eetproblemen, enzovoort) moet een aanpak komen die het eigen land overstijgt.

6.2 Europese aandacht voor public health

Ook in Europees verband is aandacht besteed aan de public health. In het verdrag van Maastricht is in 1992 (European Communities 1992) artikel 129 van het Verdrag van Rome geamendeerd overgenomen, waarin gesteld wordt dat de public-health-programma's dienen te worden geïmplementeerd. Er worden vervolgens vijf prioriteitsgebieden aangeduid (Birt c.s. 1997):
- verzamelen van gezondheidsgegevens en informatie;
- preventie van 'intentional and unintentional accidents and injuries';
- preventie van 'pollution-related diseases';
- een programma voor het omgaan met zeldzame ziekten;
- 'an appropriate mechanism for consultation on public health issues, throughout the EU, involving both professional representations and members of the public.'

In Europees verband wordt hieraan gewerkt door de EUPHA, de European Public Health Association. Deze organisatie verenigt een groot deel van de nationale Public Health-organisaties. Vanuit Nederland was zowel de Vereniging voor Volksgezondheid en Wetenschap (The Netherlands Society of Public Health and Science) als de NVAG (Nederlandse Vereniging voor Algemene Gezondheidszorg) lid van de EUPHA. Vanaf 2002 zijn deze lidmaatschappen overgegaan naar de Nederlandse Public Health Federatie. Deze organisatie, opgericht in 2000 om het public-health-beleid te coördineren, te stimuleren en op de beleidsagenda te krijgen, bundelt een 22-tal verenigingen die zich op de een of andere wijze bezighouden met public health.

In Amerika, waar ook de public health grote aandacht krijgt, zijn de topics concreet ingevuld en het is aardig om te zien welke onderwerpen daar de meeste belangstelling genieten:
- vaccinaties;
- veiligheid van motorvoertuigen;
- veilige werkplekken;
- beheersing van infectieziekten;
- vermindering van sterfte aan hart- en vaatziekten en CVA;
- veilige en gezondere voeding;
- moeder-en-kindzorg;
- family planning;
- fluoridering van drinkwater;
- 'recognition of tobacco use as a health hazard'.

Met name het beteugelen van het roken staat heel hoog op de prioriteitenlijst. David Satcher (2001) schrijft in zijn Editorial in de *American Journal of Public Health* dat met 4 miljoen doden per jaar roken als een pandemie kan worden aangeduid. En met name wordt er gefulmineerd tegen de advertenties voor tabak, die het kwaad zouden verspreiden.

Er zijn dus nieuwe doelen en McKinlay en Marceau (2000) zeggen terecht: 'Every epoch has its own unique health challenges.' Zij wijzen erop dat de conventionele public health te weinig heeft gedaan aan theorieontwikkeling en dat in de gezondheidszorg altijd sprake is geweest en nog is van een 'biophysiological reductionism', het veel te veel willen verklaren vanuit de biologie als het om ziekten gaat. Vanuit het Ministerie van VWS onderstreept Thien (2001) dit nog eens door te stellen: 'Wij zijn ervan overtuigd dat gezondheidsproblemen waar we in Nederland voor staan niet meer zijn op te lossen door alleen meer en betere zorg aan te bieden.' Daarom moet er vanuit de overheid een versterking komen van het preventie- en public-health-beleid.

6.3 Prioriteiten van experts

In het kader van een Europees onderzoek naar prioriteiten in de public health dat eind jaren negentig plaatsvond (Well & McKee 1998), legden we aan 30 experts in de gezondheidszorg een vragenlijst voor (Post 1997): 12 mensen die werkzaam waren aan de universiteiten, 6 afkomstig uit public-health-organisaties, 8 beleidsmakers in overheidsdienst of in de adviserende raden, 2 vanuit onderzoeksorganisaties en 2 uit de verzekeraarswereld. Zij konden invullen welke items zij belangrijk vonden voor de public health van de 21e eeuw.

Interessant is dat we in ons land de meeste nadruk zouden willen leggen op het beïnvloeden van de lifestyle. Het gaat dan volgens de respondenten om roken, alcohol, drugs en bewegen. Bijna de totale groep respondenten, 27 van de 30, zette die boven aan het prioriteitenlijstje. Tweederde van de respondenten zette op de tweede plaats de gezondheidsproblematiek van minderheidsgroeperingen. De derde prioriteit was het bestrijden van infectieziekten met daar vlak onder de gezondheidszorgsystemen als een groot aandachtsgebied voor de public health. Het gaat dan om de toegankelijkheid, de gepaste zorg, om wachtlijsten en ook om sociaal-economische gezondheidsverschillen.

Een vijfde en zesde plaats wordt ingenomen door aandacht voor de problematiek van de toenemende volumina chronisch zieken en door de psychische gezondheid. Minder dan 10 respondenten van de 30 wilden aandacht voor het probleem vergrijzing, het milieu en de healthpromotie.

Op Europees niveau zien we enorme verschillen in prioriteiten tussen de landen. Het ene land stelt de infectieziektenbestrijding bovenaan, terwijl in het andere land de bestrijding van het roken de meeste aandacht zou moeten hebben. Ook de SEGV scoort in vele landen heel hoog. Peter Allebeck (1998) zegt in zijn commentaar op deze prioriteitsstudie terecht dat 'we are still at the beginning of setting priorities in public health in a more systematic way'. Het is een goed initiatief geweest om op Europees niveau het denken over die prioriteiten te stimuleren.

6.4 Conclusie

Concluderend kunnen we stellen dat in ons land veel heil wordt verwacht van de aanpak van gezondheidsproblemen via de beïnvloeding van de leefwijze van de burgers. Dat past in de veranderende filosofie van de verantwoordelijkheidstoedeling als het gaat om het ontstaan van gezondheidsproblemen. In toenemende mate wordt die verantwoordelijkheid bij de burger gelegd. Het hele idee van de vraagsturing als leidend principe voor het ontwikkelen van een nieuw stelsel komt ook hieruit voort. Was in het verleden de overheid degene die ervoor moest zorgen dat de gezondheidszorg goed liep en dat iedereen zijn recht op zorg verwerkelijkt zag, tegenwoordig moet de burger dat recht kunnen opeisen, maar daarbij wordt een verantwoordelijkheid ook weer naar die burger toegeschoven als het gaat om het voorkómen van ziekte. En daarbij speelt de public health een grote rol in het zoeken naar theoretische onderbouwing van de gezondheidsbevorderende maatregel, bij het voorlichten daarover, maar vooral bij het organiseren van community-based programma's om de burgers steeds opnieuw te wijzen op hun verantwoordelijkheid ten aanzien van hun gezondheid.

Natuurlijk moet er blijvende aandacht zijn vanuit het beleid voor de minderheden en de daaraan gekoppelde sociaal-economische gezondheidsverschillen. Ook de uitdaging om de nieuwe epidemieën van infectieziekten te lijf te gaan is een verantwoordelijkheid van de public health, maar dan wel in sterke samenhang met de curatieve sector. Op het gebied van arbeid en gezondheid is ook de omgeving van uitermate groot belang en vanuit het public-health-denken zal de aandacht voor werkverzuim en arbeidsongeschiktheid groot moeten zijn.

De komende tijd is er veel te doen op het terrein van sociale geneeskunde en public health. Dat zal zich ook moeten vertalen in een groter budget. Op dit moment is slechts 3% van de middelen voor de gezondheidszorg direct bestemd voor de public health. In de toekomst zal een forse uitbreiding hiervan tot minstens 10% noodzakelijk zijn, wil de public-health-sector ook de uitdagingen aankunnen en in beleid en uitvoering kunnen realiseren.

Hoofdstuk 7

HET ONDERWIJS IN DE SOCIALE GENEESKUNDE

Het onderwijs in de geneeskunde is in beweging. Duidelijk is dat de opleiding als te lang wordt ervaren. En ook is op dit moment de scholing van medisch studenten ten aanzien van sociale geneeskunde en public health te gering. In dit hoofdstuk wordt uiteengezet op welke wijze een beter onderwijs tot stand kan worden gebracht.

Toen de hygiënisten in de tweede helft van de 19e eeuw hun invloed lieten gelden op het beleid in de gezondheidszorg en er allerlei activiteiten ontstonden om de gezondheid van de bevolking te verbeteren via het aanpakken van onhygiënische toestanden, werd hier ook aandacht aan geschonken aan de universiteiten en aan de medische opleidingen. Het vak hygiëneleer ontstond en in de eerste helft van de 20e eeuw was hiervoor aan de medische faculteiten grote aandacht. Toen de bacteriologie daarbij een rol ging spelen, concentreerde de sociale geneeskunde zich vooral op de gevolgen van bacteriële verontreiniging. Infectieziektenbestrijding, veiliger drinkwater, betere voeding en vooral ook moeder-en-kindzorg waren de onderwerpen die in het onderwijs aan medisch studenten voor de Tweede Wereldoorlog aan de orde kwamen.

Na de Tweede Wereldoorlog kwam de sociale wetgeving in toenemende mate in de belangstelling en werden de colleges sociale geneeskunde aan de medische faculteiten nogal gedomineerd door het behandelen van die wetgeving. In die tijd was de opkomende technologie echter van veel meer belang en de sociale geneeskunde was in dat licht slechts een randverschijnsel in de opleiding. Na de jaren zestig is de bewustwording van de sociale aspecten van gezondheid en ziekte veel groter geworden en dat bracht aan de universiteiten ook een grotere belangstelling teweeg voor de maatschappelijke aspecten van ziekte.

Dit had ongetwijfeld te maken met de maatschappelijke omwentelingen in die tijd. De sociologie kwam op met zijn wereldverbeterende ideeën. Men achtte de zieke maatschappij debet aan de vele problemen in de samenleving en de medicalisatie van die problemen zette ook een stempel op de geneeskunde.

Nog steeds en eigenlijk tot aan de huidige dag staat voor de medische faculteiten de ziekte centraal. De medische opleiding is in feite sterk klinisch gericht en het ziekenhuis staat centraal in die scholing van aanstaande artsen. Crebolder c.s. (1996) stellen: 'Ten onrechte ligt bij de praktijkgebonden opleiding het accent nog op onderwijs in de beddenafdeling van ziekenhuizen'. En Pols en Scherpbier (1992) merken op dat de student zo een veel te eenzijdig beeld krijgt van de medische werkelijkheid.

7.1 Maatschappelijke gezondheidsaspecten

In de laatste jaren zien we hier echter veranderingen optreden. Men realiseert zich dat er een verband is tussen de determinanten van gezondheid, zoals we die eerder bespraken, en het optreden van ziekte alsmede het handhaven van een gezonde toestand. Het lijkt er daarom op dat het evenwicht in de benadering van het onderwijs aan medische studenten meer in zicht komt als men behalve aan de biologisch-medische aspecten van een bepaalde ziekte ook aandacht gaat schenken aan de psychische en maatschappelijke aspecten. Op individueel niveau van de patiënt is dat van belang, maar ook als het gaat om de volksgezondheid van de hele populatie. Immers, wat voor kwaal een patiënt ook heeft, het is altijd meer dan een lichamelijk lijden. Elke klacht, hoe gering ook, heeft psychische en psychologische gevolgen. Men kan er angstig door worden, prikkelbaar of zelfs depressief. Maar niet minder zijn de sociale gevolgen. Werknemers met een klacht verzuimen. En zeker in ons land waar de cultuur is dat een zieke door rust zou kunnen herstellen is ziekteverzuim een logisch gevolg van dat immanent gevoel. Overspannen werknemers moeten rust nemen, en in vele gevallen een behoorlijke periode. We leven in ons land in een uitgebreide rustcultuur. Onwelzijn heeft grote sociale gevolgen in die zin dat men eigenlijk als eerste maatregel het werk staakt. Aan de andere kant heeft het ontstaan van een bepaalde klacht nogal eens zijn wortels in de problematiek op het werk. Een te grote werkdruk, een spanning door conflicten op het werk, een niet-aangepaste omgeving waardoor een verkeerde houding tot spierklachten leidt, en milieufactoren op het werk zijn sociaal-geneeskundige oorzaken voor werkverzuim door werkgerelateerde problematiek. Maar ook de sociale gevolgen van ziekte in gezinnen zijn soms niet gering.

De aandacht in het onderwijs voor deze sociale aspecten van ziekte en onwelzijn, de sociale gevolgen van ziekte en ook de sociale oorzaken dienen artsen in de besluitvorming ten aanzien van het behandelplan op te nemen. Daarop dienen ze te worden getraind.

Daarnaast is het van groot belang dat men als werker in de gezondheidszorg een goede kennis heeft over het systeem waarin men werkzaam is: het stelsel van gezondheidszorgvoorzieningen, de structuur daarvan en de financiering van dat geheel. De arts is immers onderdeel van dat systeem en dient zich dat te realiseren, maar dient daar ook rekening mee te houden. Een goede kennis van het gezondheidszorgstelsel is een eerste voorwaarde om daarin goed te kunnen functioneren. Ook dit onderwerp zal in de opleiding grote aandacht moeten krijgen. Men moet zich steeds realiseren dat men als arts voortdurend te maken heeft met schaarse goederen. De vraag naar gezondheidszorg door de bevolking is oneindig, terwijl de middelen beperkt zullen blijven. Dat heeft grote consequenties voor bijvoorbeeld de snelheid waarmee bepaalde behandelvormen ter beschikking komen, zich op dit moment uitend in de wachtlijstproblematiek. De arts zal hiermee voortdurend worden geconfronteerd en de keuzen in de zorg liggen ook op zijn bureau. Met elkaar zullen we de 'gezondheidskoek' rechtvaardig moeten verdelen. In het onderwijs zal hiervoor expliciet telkens weer aandacht moeten worden gevraagd. Het stellen van de juiste indicatie voor een bepaalde verstrekking, voor een bepaalde therapie is van uitermate groot belang.

Naast deze zaken zal er in het onderwijs vanuit de sociale geneeskunde ook aandacht moeten zijn voor de evaluatie van het medisch handelen. Met name de kosten-batenanalyse staat op dit moment in de belangstelling. Is het effect op de volksgezondheid van een bepaalde ingreep voldoende aangetoond? Wegen de kosten wel op tegen de baten? De economische kant van de gezondheidszorg dient in de huidige opleiding meer aandacht te krijgen.

Al deze zaken zullen in het medisch onderwijs aan bod moeten komen. Bij de casuïstiekbesprekingen zullen de psychische en de sociale aspecten voortdurend de aandacht moeten hebben naast natuurlijk de medisch-biologische. Het moderne medisch onderwijs kan niet meer om de sociale aspecten van ziek-zijn en gezond worden heen. De sociaal-geneeskundige inbreng zal substantieel aanwezig dienen te zijn om de arts van de toekomst de maatschappelijke realiteit te laten zien.

7.2 Eindtermen

Het Interfacultair Overleg Sociale Geneeskunde (IOSG), een overlegorgaan tussen de verschillende sociaal-geneeskundige Academische Instituten, heeft een aantal jaren geleden uitgangspunten voor de eindtermen voor de medische basisopleiding geformuleerd (Metz c.s. 1994):
– de sociaal-geneeskundige kennis is onontbeerlijk voor een goede patiëntenzorg;
– de samenwerking tussen curatieve en sociaal-geneeskundige sector dient te worden verbeterd;
– er dient kennis te zijn over verzekering en sociaal recht;
– de basisarts dient zich te oriënteren op de verschillende sociaal-geneeskundige beroepen;
– de basisarts dient kennis te nemen van de mogelijkheden van preventie-aspecten binnen de gezondheidszorg.

Op basis van deze uitgangspunten zijn de basistermen geformuleerd waarin alle aspecten op sociaal-geneeskundige terrein aan de orde komen. Van groot belang is hierin dat de toekomstige arts de samenhang tussen gezondheid, ziekte en omgevings- en gedragsfactoren kent en de verstoring daarin herkent. Hij of zij dient kennis te hebben van effecten van groepsgerichte benadering en omgevingsgerichte interventies. Hij dient bovendien te hebben kennisgemaakt met de multidisciplinaire samenwerking en moet iets weten over de organisatie en het functioneren van de gezondheidszorg, inclusief de sociale zekerheid. Het IOSG vindt ook dat de basisarts kennis heeft moeten maken met enkele onderzoeksmethoden uit het gezondheids- en gezondheidszorgonderzoek die worden gebruikt bij het opsporen van gezondheidsproblemen in de populatie. Uiteraard dient de basisarts de indicaties voor primaire, secundaire en tertiaire preventie te kennen.

In de tweede fase, de praktische scholing tijdens de coassistentschappen, is het kennis nemen van de sociaal-geneeskundige praktijk van uitermate groot belang. Het huidige co-schap, dat aan de verschillende medische faculteiten varieert in duur van nul tot vier weken, bestaat in Groningen uit een tweewekelijkse stage bij een sociaal-geneeskundige organisatie. Dat kan een arbodienst zijn, een GGD of een thuiszorgorganisatie waarbij de aandacht op het consultatiebureau voor zuigelingen of een kleuterbureau wordt gericht, activiteiten die vallen onder de jeugdgezondheidszorg. Er is een terugkomdag waarop de coassistent een casus moet presenteren; deze gevalsbeschrijving dient om de theorie verder te verdiepen. De casus moet gerelateerd zijn aan een bepaald onderwerp dat de coassistent tijdens zijn stage heeft beziggehouden. Op deze wijze wordt getracht de coassistenten kennis te laten maken met andere gebieden van het uitgebreide veld van de sociale geneeskunde en de kennis dienaangaande te verdiepen.

7.3 Raamplan 2001

De eindtermen waaraan een basisarts dient te voldoen zijn onlangs weer opnieuw geformuleerd in het Raamplan 2001. Vanuit dit raamplan zal in het onderwijs invulling gegeven moeten worden aan de te doceren stof. Het is opvallend hoeveel aandacht in dat raamplan aan de sociale geneeskunde is gegeven. Bij de vaardigheden en de kennis die de basisarts moet hebben staat dat de arts in staat moet zijn 'mee te werken aan het bewaken van de gezondheid op zowel individueel als collectief niveau'. Hij moet kennis hebben omtrent de gezondheidsrisico's op zowel individueel als collectief niveau en ook moet hij de effecten van de preventieve maatregelen weten. Heel belangrijk is ook dat de arts volgens de eindtermen dient te beschikken over kennis met betrekking tot veel voorkomende relaties tussen omgevingsfactoren en ziekte, maar ook over epidemiologische kennis met betrekking tot opsporen van gezondheidsproblemen en -bedreigingen, alsmede methoden van opsporing van risicopatiënten zoals screening, periodiek geneeskundig onderzoek, case-finding, screening binnen de eigen patiëntenpopulatie, monitoring, collectieve preventieprogramma's waaronder bevolkingsonderzoek. In de bijlage van het raamplan wordt dat gedetailleerd uitgewerkt in het hoofdstuk 'sociale geneeskunde'. Daarin wordt ook nog eens aangegeven dat de basisarts kennis moet hebben van de taak en plaats van sociaal-geneeskundigen binnen de gezondheidszorg. Een belangrijk punt is ook de aandacht die moet worden gegeven aan de samenwerking tussen artsen die werkzaam zijn in de curatieve zorg en zij die de sociale geneeskunde uitoefenen. De scheiding tussen behandeling en controle, alsmede die tussen de curatie en de preventie heeft ons al een eeuw dwarsgezeten. De beide sectoren in de geneeskunde zijn hierdoor uit elkaar gedreven en de communicatie tussen de beide soorten artsen in de praktijk is abominabel slecht. Dat is zeker niet in het belang van de patiënt. In de opleiding moet aan dit probleem uitermate grote aandacht worden geschonken en in het vaardigheidsonderwijs moet een aparte scholing worden gegeven omtrent samenwerken.

Er dient ook ruimte in het onderwijs te worden ingeruimd voor het onderwijs betreffende gezondheid en maatschappij. In het raamplan wordt apart vermeld dat de basisarts moet kunnen omgaan met de maatschappelijke gevolgen van verstoringen van de gezondheid, dat hij kennis dient te hebben van de bouw en werking van het gezondheidszorgsysteem en de sociale en gezondheidswetgeving. Zelfs moet hij op de hoogte zijn van gezondheids(zorg)beleid. Het raamplan geeft richting aan de te onderwijzen en te bestuderen onderwerpen uit de sociale geneeskunde.

In wezen moet dat al vanaf het eerste studiejaar plaatsvinden. De medisch studenten dienen te worden opgevoed met het gezondheidsmodel van Lalonde (hoofdstuk 4), zodat ze direct leren denken in de multifactoriële oorzaak van ziekte en van gezondheid. Ook de plaats van de arts in het gezondheidsstelsel is een onderwerp dat al direct in het begin van de studie moeten worden gedoceerd en bestudeerd. In wezen zal in elk studiejaar hierop moeten worden voortgebouwd. In het tweede studiejaar zal de preventie als belangrijk onderwerp naar voren moeten komen en vooral zal er ook aandacht geschonken dienen te worden aan de maatschappelijke effecten van de ziekte. Bij elke casusbespreking zal de maatschappelijke context van de ziekte en de zieke aan de orde dienen te komen.

In het huidige Groninger curriculum staat de sociale geneeskunde in het vierde studiejaar op het programma: een maand lang wordt aandacht geschonken aan de in het raamplan genoemde onderwerpen. Slechts sporadisch is in de voorgaande jaren plaats voor de 'omgevingsgeneeskunde', de preventie en de maatschappelijke aspecten van ziekte en gezondheid. Het is een onevenwichtigheid die vele nadelen heeft. De studenten beleven de maand sociale geneeskunde in het vierde jaar als een soort corpus alienum. Zij moeten ineens het klinisch denken vervangen door een heel ander medisch denken, naar de collectiviteit kijken, preventieaspecten bestuderen als geïsoleerde feiten. De sociale geneeskunde is dan ook nog niet goed geïntegreerd in de opleiding. De resultaten van de toetsing zijn dan ook meestal niet indrukwekkend: men is niet goed in staat om naar een ander abstractieniveau te gaan. In wezen is men als student veel te lang gefocust geweest op klinisch denken, het werken met een patiëntenprobleem en dan ook nog in veel te veel medisch-biologische begrippen. Het integrale denken in categorieën van medisch-biologisch, psychosociaal en maatschappelijk is niet goed tot stand gekomen, terwijl dat wel een van de uitgangspunten van het Groninger curriculum is.

In een herziening van het curriculum zal dus aandacht dienen te worden geschonken aan de meer integratieve aspecten, want ook in de huidige co-schappen in de kliniek wordt eigenlijk niet gekeken naar de sociaal-geneeskundige aspecten van ziekte en gezondheid. In wezen zouden tijdens de klinische fase aan de hand van de praktijk ook de sociaal-geneeskundige zaken aan de orde moeten komen. In geen enkel co-schap wordt de medewerking van de sociale geneeskunde gevraagd om die aspecten tijdens de praktijkstage aan de orde te stellen of toe te lichten. Ook op dit terrein zou een nadere invulling moeten plaatsvinden. Immers, de studenten zullen in hun klinische training ook de arbeidsaspecten van de patiënt of de gevolgen van ziekte voor de sociale zekerheid moeten opnemen. Maar bij menig patiënt zijn er ook preventieve aspecten te herkennen. Een hartpatiënt zal wellicht leefstijlvoorlichting dienen te krijgen, een oudere patiënt zal op de griepvaccinatie moeten worden gewezen. De denkwijze in sociaal-geneeskundige termen zal geïntegreerd dienen te worden in de klinische denkwijzen.

Een manier die nog veel te weinig gebruikt is om de sociale geneeskunde voor het voetlicht te brengen, is het instrument van de wetenschappelijke stage. Veel te weinig studenten kiezen voor de sociale geneeskunde. Dat heeft zijn oorzaak in het feit dat er tijdens de eerste vier jaar te weinig aandacht aan dit vak wordt besteed: men weet in feite niet wat de sociale geneeskunde inhoudt en kiest dan dus ook niet voor een wetenschappelijke stage op dat gebied. Ook het keuzeco-schap sociale geneeskunde wordt wegens onbekendheid te weinig gekozen door geneeskundestudenten, terwijl toch een kwart tot eenderde van de studenten later in dat veld zal gaan werken. Een betere kennismaking met dit grote terrein van de geneeskunde zal dus absoluut noodzakelijk zijn.

7.4 Nieuwe opleiding?

De huidige schaarste op de markt van de geneeskunde die we op alle fronten tegenkomen heeft ons gedwongen om na te gaan denken over een verandering van de opleiding, met name een verkorting ervan. De huidige opleiding met de vervolgopleiding duurt minstens tien jaar en voor sommige specialismen zelfs bijna vijftien jaar. Is er geen mogelijkheid om in de basisopleiding al een zodanige efficiency aan te brengen dat de vervolgopleidingen korter zouden kunnen? Al in 1998 werd er in *Medisch Contact* een discussie gevoerd. De kinderchirurg Molenaar gaf commentaar op de tijdens het jaarcongres 1998 van de KNMG (Crommentuyn & Wildevuur 1998) gegeven aftrap door de toenmalige voorzitter Minderhoud en het pleidooi van minister Borst, waarin gesteld werd dat er een ingrijpende herziening dient te komen in het medisch onderwijs. Beiden wilden meer differentiatie en specialisatie in de basisopleiding zodat de vervolgopleiding korter zou kunnen. Molenaar (1998) werkt dit verder uit. Hij geeft aan dat er in wezen drie soorten artsen zijn: de 'master in zorg', de 'master in de moleculaire geneeskunde' en de 'master in de epidemiologie'. Hij preludeert hier al op de nieuwe academische opleidingsstructuur met bachelor- en masterdegrees. Molenaar ziet de eerste differentiatie als vooropleiding tot huisarts, ziekenhuisarts en verpleeghuisarts. De tweede differentiatie geeft de mogelijkheid om later in het wetenschappelijk onderzoek verder te gaan, en de derde mastergraad is de opening voor de sociaal-geneeskundige opleiding. Huisjes en Van Rossum (1998) geven aan dat de initiële opleiding korter kan als we ons maar tot de essenties beperken: meer ruimte voor basiswetenschappen, nadruk op de metamedische en algemene vorming van de student, zorgvuldige training van klinisch denken en redeneren, aandacht voor communicatie, reductie van technische vaardigheden en dit alles binnen een medisch-biologische context.

Het duurt te lang om dokter te worden, zegt De Lange (2000): men wordt te knap, het is te duur en men is te oud als men klaar is. Van Gijn (1998) wijst erop dat het onderwijs moet veranderen. Met name moet het gericht zijn op meer zorgaspecten en minder technologie. Molenaar (1998) wil ook niet het onderwijs verkorten: hij wil meer differentiatie in de studie aanbrengen in die zin dat men al tijdens de studie aangeeft welke richting men uit wil. Hij wil af van het meester-gezelmodel waarin goed voorbeeld goed doet volgen. Men geeft dus heel duidelijke voorzetten om verder te denken over de medische studie.

De beide gedachten vinden ingang: er wordt verder nagedacht over de door Molenaar aangegeven differentiatie en de daarbij door Huisjes en Van Rossum aangegeven essentialia voor de basisopleiding. Momenteel wordt dat in een nieuwe curriculumcommissie Geneeskunde 2010 in Groningen verder uitgewerkt, waarbij vooral de differentiatie tijdens de basisstudie aandacht zal krijgen. Daarbij is voor die differentiatie gedacht aan een soort uitstroomprofiel in drie grote groepen: de extramurale geneeskunde (huisarts), de intramurale ziekenhuisgeneeskunde (medisch specialist) en de arts-AMG, (de sociaal-geneeskundige op het terrein van arbeid, maatschappij en gezondheid). Het houdt in dat tijdens de basisopleiding de student de keuze krijgt om meer nadruk te leggen op een van de drie uitstroomprofielen of afstudeerrichtingen, terwijl hij wel moet voldoen aan de eindtermen van het raamplan. Tijdens de basisopleiding zal met name in de laatste jaren van de studie de differentiatie zichtbaar worden. De vervolgopleiding zal daarmee korter kunnen worden, omdat bepaalde kennis of vaardigheden al in de basisopleiding worden bijgebracht.

De bachelorfase zal drie jaar omvatten. In deze fase wordt gewerkt aan basiskennis en vooral ook basisattitude en -vaardigheden. In deze fase wordt uitgebreid kennisgemaakt met de verschillende gebieden en beroepsterreinen in de geneeskunde: huisarts, medisch specialist en sociaal-geneeskundige.

De keuze voor de masteropleiding voor het artsdiploma moet na het derde jaar worden gemaakt. In de masterfase wordt dan aandacht geschonken aan dat uitstroomprofiel. Wel is de opleiding zodanig dat men volledig arts wordt en voldoet aan de daarvoor gestelde eindtermen. Wil men tijdens de masterfase veranderen van uitstroomprofiel of aan het einde van de studie toch nog naar een ander beroepsgebied overstappen, dan moet men aanvullende modules volgen.

Het zesde jaar wordt een schakeljaar waarin al wordt gepreludeerd op de beroepsopleiding. Deze zou daardoor bekort kunnen worden.

Het denken over een meer doelmatige opleiding zal zich nog verder moeten ontwikkelen om tot een goed opleidingspakket te komen. Vaststaat wel dat de explosie aan medische kennis niet meer door iedereen kan worden geïnternaliseerd en dat er alleen al daarom differentiatie dient te komen. Is het nodig dat een AMG-arts bevallingen doet in zijn basisopleiding of is ook het aanwezig zijn bij een aantal partussen voldoende om inzicht te verwerven in die kant van de geneeskunde? Zo zal een duidelijke inventarisatie van noodzakelijke zaken dienen plaats te vinden in relatie met de keuze die de student heeft gemaakt. Velen hebben het idee dat de keuze door de student niet te maken is vóór zijn basisartsexamen. Dat is misschien wel waar, maar het gaat hier niet om een beroepskeuze, maar om een eerste differentiatie op hoofdpunten. En van belang is dan wel dat in de eerste twee studiejaren grote aandacht wordt geschonken aan de keuzes die moeten worden gemaakt. Men zal dus kennis moeten hebben van de geneeskundige beroepen en de gebieden waarop men later werkzaam kan zijn. Natuurlijk zal er altijd een mogelijkheid moeten worden geschapen om met aanvullingen van het ene profiel naar het andere te gaan en wellicht zullen er studenten zijn die zich in meerdere afstudeerrichtingen willen bekwamen.

Vaststaat dat de erkenning doorbreekt dat het veld van de sociale geneeskunde een groot terrein is dat al in de differentiatie dient te worden opgenomen. Voor de sociale geneeskunde betekent dat ook dat er veel meer aandacht in de basisopleiding zal komen voor de beroepen in die sector, maar vooral dat er in de eerste jaren veel meer zal moeten worden gewerkt aan de eindtermen die in het raamplan worden genoemd. Vanaf het begin van de studie zal het maatschappelijk aspect van de gezondheidszorg aan bod moeten komen.

7.5 Academisch werkveld

De praktische stage, co-schappen en eerdere kennismakingsstages, moeten worden verzorgd door de artsen werkzaam in het specifieke medische werkveld. Specialisten in ziekenhuizen hebben een functie bij de klinische co-schappen, huisartsen bij de eerstelijnsstages en sociaal-geneeskundigen bij co-schappen in de algemene, community-gezondheidszorg en de occupational medicine, de bedrijfs- en verzekeringsgeneeskunde. Voor de klinische co-schappen zijn de academische ziekenhuizen en de affiliatieklinieken beschikbaar. De financiering hiervoor vindt plaats vanuit de academiseringsgelden. Voor de extramurale stages is dat nog steeds een probleem. De huisartseninstituten hebben in het algemeen een groot aantal huisartsen in het veld bereid gevonden om de opleiding te verzorgen, zowel de basis-coschappen als de beroepsopleiding. Voor de sociale geneeskunde is tot nu toe het probleem nog veel groter, omdat er geen geld beschikbaar is om tot een academisering van een deel van het sociaal-geneeskundige veld over te gaan. Voor de co-schappen hebben we bij een groeiend aantal medisch studenten een forse uitbreiding van het aantal sociaal-geneeskundige organisaties nodig. Het gaat dan om GGD'en, arbodiensten, zorgverzekeraars, thuiszorgorganisaties, Inspectie Volksgezondheid, Medische Opvang Asielzoekers (MOA), enzovoort.

Het is de bedoeling en de wens om met een aantal van die organisaties bredere afspraken te maken en ze als academische organisaties in het Instituut Sociale Geneeskunde op te nemen. Er is dan een academische 'populatie' aanwezig die gebruikt kan worden voor onderwijs en onderzoek. Het werkveld kan daar profijt van hebben omdat deze populatie samen met de universiteit onderzoek kan verrichten, omdat er wordt gezorgd voor een permanente nascholing en omdat de intercollegiale toetsing wordt gerealiseerd. In Groningen zijn we bezig een aantal arbodiensten en GGD'en op deze manier in de academisering op te nemen. De middelen hiervoor ontbreken op dit moment, waardoor de voortgang van die academisering wordt belemmerd.

Zeker als de verandering van de studie doorgang gaat vinden en de uitstroomrichtingen ook de AMG-arts inhouden, zal dat niet kunnen zonder academisch werkveld in de extramurale setting. Het moet als een conditio sine qua non worden bestempeld.

Overigens is de academisering van het werkveld niet alleen van belang voor de medische faculteit en de sociale geneeskunde daarin. Het veld zelf heeft er ook belang bij: men zal aankomende artsen immers beter kunnen interesseren voor een loopbaan bij de betreffende instelling. Maar ook voor het uitvoeren van onderzoek is het gunstig dat er een academische binding van instellingen zou worden gerealiseerd. Vanuit het onderzoeksinstituut krijgen we op die wijze een academische onderzoekspopulatie, en de organisaties/instellingen kunnen hun onderzoeksvragen in samenwerking met het Instituut voor Sociale Geneeskunde oplossen.

Ook voor de vervolgopleiding in de sociale geneeskunde is het werkveld uiterst noodzakelijk. De opleidingen in de algemene gezondheidszorg en de opleiding Maatschappij en gezondheid worden gegeven door de NSPOH (Netherlands School of Public and Occupational Health) en zullen het karakter krijgen van duaal leren: arts-assistent in opleiding tot sociaal-geneeskundige. Men werkt bij een organisatie onder supervisie van een opleider en krijgt tijdens die baan een opleiding. Voor de arbeids- en verzekeringsgeneeskunde geldt hetzelfde principe. Deze opleidingen worden in Amsterdam en Nijmegen gegeven. In Amsterdam is dat in samenwerking met de NSPOH. Ook voor deze opleidingen is dus een commitment met het veld van uitermate groot belang: zonder het veld van de sociale geneeskunde geen opleiding.

Hoofdstuk 8

NIEUW ELAN IN DE SOCIALE GENEESKUNDE

EEN GOEDE TOEKOMST EN EEN GROTE UITDAGING

Het is een grote uitdaging om met beperkte middelen het doel van verbeteren en bevorderen van de gezondheidstoestand van de populatie te bereiken. De toenemende aandacht in de geneeskunde voor de public health is toe te juichen. We zullen de discussie moeten voeren over de noodzaak van de 'omgevingsgeneeskunde', zoals sociale geneeskunde ook wel eens wordt genoemd.

De geneeskunde van de 21e eeuw zal een totaal ander gezicht krijgen: de genetische revolutie staat voor de deur met haar predictieve medische mogelijkheden (Post & Hommes 2001). De sociale geneeskunde zal ook hierin meegaan met de community genetics. Toch is ook hier een relativering op zijn plaats. Dunning (1999) schreef in het gedenkboek bij het 150-jarig bestaan van de KNMG: 'Als we de wereld gezonder willen krijgen in de volgende eeuw zullen we andere keuzes moeten maken.' Die keuzes zijn volgens hem meer gericht op het vergroten van het verantwoordelijkheidsgevoel van de populatie voor een gezonde leefwijze dan voor steeds meer techniek. 'Maar,' zo stelt hij terecht, 'voorspellen is een denksport met veel blessures.'

We weten niet precies wat er zal gebeuren. Zeker is dat de hedendaagse arts een andere functie zal krijgen dan de arts uit de vorige eeuw. Kuijjer (2000) meent dat driekwart van de klachten waarmee mensen komen, berusten op aandoeningen die vanzelf weer overgaan. Voorts is ongeveer 10% van de ziekten ongeneeslijk. Hij relativeert nog verder door te stellen dat in de overgebleven 15% van de aandoeningen het de moderne arts gegeven is om met effect in te grijpen, vaak echter alleen maar palliatief en niet curatief. De geschiedenis van de geneeskunde, aldus Schnabel, is in de afgelopen eeuw trots en treurig tegelijk geweest. Er is een overwinning op infectieziekten bereikt, maar de vrijgekomen ruimte is bezet door welvaartsziekten en deze hebben een tweede transitie ondergaan die de zaak niet beter heeft gemaakt, namelijk die naar de chronische ziekten. En toch leven we langer en toch voelen we ons ondanks alle kwalen redelijk gezond. De sociale geneeskunde heeft hieraan meegewerkt en zal ook in de komende eeuw een steentje bijdragen aan de verbetering van de gezondheid: dat zal ons doel moeten blijven.

Dat optimisme over de toekomst van de sociale geneeskunde en public health wordt duidelijk verwoord in de Spectrum-rubriek van TSG (Klazinga 1999), waarin de hoogleraren in de sociale geneeskunde hun visie op de toekomst beschrijven. Ze wijzen op de rol van de sociale genetica in de komende eeuw, maar ook op de toenemende zorgvraag als gevolg van de vergrijzing. Vooral komt telkens naar voren dat de sociale geneeskunde een brug moet slaan tussen geneeskunde en maatschappij. En die maatschappij zal discussies moeten voeren over armoedebestrijding, jeugdwelzijn, arbeidsongeschiktheid. Er zal onderzoek moeten worden verricht naar de maatschappelijke consequenties van de toename van het aantal chronisch zieken.

De sociale geneeskunde zit dus duidelijk in de lift. Meer en meer ontdekt men dat gezondheid en ziekte niet alleen te maken hebben met de biologie of de psyche, maar dat er een sterke wisselwerking is tussen de mens en zijn omgeving. Mensen kunnen ziek worden door te leven in een omgeving die vervuild is, die spanningsvol is, die armoedig is of waarin men zich niet lekker voelt. De mens kan weer genezen van een ziekte of ondanks een ziekte aan de maatschappij deelnemen als wordt voldaan aan de eis dat de omgeving in het behandelingsplan wordt opgenomen. Daarenboven is een stelregel van de (Sociale) Geneeskunde dat voorkómen beter is dan genezen en dat dus een grote nadruk moet worden gelegd op de preventie, zowel individueel als collectief.

Maar niet alleen deze zaken houden de sociale geneeskunde bezig. Vanaf de jaren tachtig kampen we al met een schaarste in de gezondheidszorg doordat de overheid grenzen aan de financiering heeft gesteld. De laatste tien jaar is die schaarste uitgelopen op een bijna onaanvaardbare toestand in de gezondheidszorg: op alle fronten zijn er wachtlijsten. Bert Keizer, columnist en verpleeghuisarts, ziet het wel erg somber als hij zegt dat de westerse geneeskunde een echec is en dat we toch maar gewoon moeten doormodderen. Hij duidt dan op de schijnbaar niet beheersbare tekorten en schaarste. Schaarste houdt in dat er een verdeling moet komen van de beschikbare middelen. Het is ook is een van de taken van de algemene gezondheidszorg die verdeling zo rechtvaardig mogelijk tot stand te brengen. Binnen een aantal gebieden van de sociale geneeskunde wordt nagedacht over de doelmatigheid van de zorg als een middel om de middelen goed te verdelen. Wat is doelmatigheid? Wegen de baten op tegen de kosten? Moet er niet bij alle voorzieningen een kosteneffectiviteitstudie worden gedaan? Kortom, evaluatiestudies zijn van groot belang – nu, maar ook in de toekomst. Dergelijke studies hebben een sterk multidisciplinair karakter waarbij de gezondheidseconomie van belang is.

Op velerlei terrein is de sociale geneeskunde zich dus aan het profileren en bezig kennis en knowhow te verwerven via onderzoek op een groot aantal gebieden. Er worden nieuwe methoden ontwikkeld om greep te krijgen op de volksgezondheid. Steeds meer wordt er een beroep gedaan op het terrein van de gezondheidsmeting om een onderbouwd beleid te kunnen voeren. Steeds meer komt men tot het in kaart brengen van het gezondheidsprofiel van een regio om gericht gezondheidsbevorderend gedrag te stimuleren. Steeds meer ook is men in de bedrijven en ondernemingen bezig om de gezondheidstoestand van de werknemers te bevorderen door preventie van ziekteverzuim in het beleid op te nemen en vooral ook de reïntegratie na uitval te bevorderen. Ook hier zien we weer de veranderingen in de maatschappij die een aanpassing in de activiteiten van de sociale geneeskunde tot gevolg heeft. Immers, politiek gezien heeft men de nadruk gelegd op het terugdringen van de WAO en het ziekteverzuim en heeft men ook bevorderd dat de arbeidsomstandigheden in kaart worden gebracht en zo nodig worden verbeterd. Uitvoerenden zijn hier de arbeidsgeneeskundigen, die samen met de verzekeringsgeneeskundigen de sociale zekerheid voor werknemers bevorderen en beoordelen.

8.1 Nieuw elan

Het nieuwe elan in de sociale geneeskunde heeft zijn oorsprong in een andere opvatting over gezondheid en ziekte, gebaseerd op het beschreven determinantenmodel, meer naar de huidige maatschappelijke ontwikkelingen en wetenschappelijke inzichten aangepaste uitgangspunten. Daarenboven is er een nieuwe zienswijze op het verkrijgen van gezondheidswinst: niet alleen de klinische geneeskunde kan daarvoor zorgen. Ze zal dat dienen te doen in samenwerking met de sociale geneeskunde als onderdeel van een meer omvattend gebied van de public health.

Het elan in de sociale geneeskunde, de public health heeft er ook toe geleid dat er een bundeling van krachten op dit gebied tot stand is gekomen in de vorming van de Nedelandse Public Health Federatie. Vele organisaties en verenigingen hebben zich aangemeld als lid van de federatie om zo de public-health-gedachte te versterken en politiek hiervoor ook een luisterend oor te krijgen. En dat luisterend oor zal zich moeten vertalen in activiteiten op het terrein van de public health: het stimuleren van mogelijkheden om de public health haar werk te laten doen.

8.2 Betere toerusting

De toenemende aandacht voor de public health en de arbeidsgeneeskunde vraagt natuurlijk om een betere toerusting voor artsen op dit gebied en die toerusting begint in de basisopleiding. In het vorige hoofdstuk hebben we hieraan aandacht besteed. We zullen ons vanuit de sociale geneeskunde sterk moeten maken om die aandacht levend te houden door in het onderwijs telkens maar weer te wijzen op het belang van de omgeving als determinant van ziekte en gezondheid. In de jaren na de Tweede Wereldoorlog gaf Querido aan dat een deel van de geneeskunde moest worden bestempeld als integrale geneeskunde. Hij dacht toen aan de huisartsgeneeskunde, maar zat ook heel dicht tegen de sociale geneeskunde aan. In de jaren daarna hebben vele sociaal-geneeskundigen zich verdiept in die integrale geneeskunde, die de VU-hoogleraar Jan Piet Kuiper als inclusieve gezondheidszorg bestempelde (1980). Hij verstond daaronder dat de mens in al zijn relaties centraal moest staan in de gezondheidszorg. Niet alleen de relatie met de biologie, maar vooral ook de mens in relatie tot de omgeving moest het onderwerp van de geneeskunde zijn. Hij observeerde al in de jaren zestig en zeventig dat de somatiek in toenemende mate werd geïsoleerd van de rest van die mens en te technisch werd aangepakt. De mens was daardoor niet meer dan een apparaat, en ziekte was en is nog steeds een stoornis in dat apparaat. Sommigen karakteriseren de geneeskunde dan ook als een apparatengeneeskunde en geven aan dat het ultimum daarvan wordt gezien als die mens terminaal tussen allemaal slangen en techniek verdwijnt en nauwelijks aan te raken is. En juist die aanraking is een onderdeel van de inclusieve zorg. De sociale geneeskunde is bij uitstek geschikt om die inclusieve zorg te propageren, omdat juist in dat vakgebied de mens als een multirelationeel wezen wordt gezien. De gezondheidstoestand van die mens wordt door vele externe factoren bedreigd. En om dat te voorkomen moet de 'omgevingsgeneeskunde' een essentiële aanvulling vormen op de curatieve zorg. Een innige samenwerking tussen die gebieden in de geneeskunde zal tot heil van de zieke, maar ook vooral tot heil van de gezonde mens zijn.

LITERATUUR

Acheson Report. Committee of Inquiry into the Future Development of the Public Health Function. Public Health in England. London: HMSO, Cmd 289, 1988.
Allebeck P. Priorities in Public Health. Eur J Public Health 1998; 8: 195-6.
Baruch JZ. Dr. Samuel Sarphati, medicus, hygiënist, stedebouwer 1813-1866. Ned Tijdschr Geneeskd 1936; 107: 1932.
Beaglehole R, Bonita R. Public Health at the Crossroads. Achievements and Prospects. Cambridge University Press, 1997.
Beleidsplan LVSG 1995-2000. 2000.
Berg SA van den, Davidse W, Rijssenbeek APMM. Beroepsuitoefening door niet-curatief werkzame artsen. Voordracht 'Gezond Onderwijs Congres'. Veldhoven 1992. Rapport NIPG-TNO. Leiden, 1992.
Bergink AH. Samuel Sarphati, zijn betekenis voor de sociale geneeskunde in Nederland. Dissertatie Universiteit Leiden. Assen: Van Gorcum, 1960.
Birt CA, Gunning-Schepers L, Hayes A, Joyce L. How should public health policy be developed? A care study in European public health. J Public Health Medic 1997; 19: 262-7.
Blans J. Dynamiek is terug in de discussie over public health. HMF 2001; 7: 19-21.
Calkhoven JE. Huisarts en verzekeringsgeneeskundige, een paar apart? Scriptie Sociale Gezondheidszorg. Utrecht, 1986.
Cohen-Schotanus J, Huisjes HJ. De plaats op de arbeidsmarkt voor artsen die in 1982 en 1983 in Groningen gingen studeren. Ned Tijdschr Geneeskd 1994; 138: 1434-7.
College voor Sociale Geneeskunde (CSG). De toekomst van de sociaal-geneeskundige opleiding. Geconstateerde ontwikkelingen. Medisch Contact 1993; 48: 58-60.
Commissie-Donner. Werk maken van arbeidsgeschiktheid. Den Haag: Ministerie van SoZa, 2000.
Commissie Versterking Collectieve Preventie. Gemeentelijk gezondheidsbeleid beter op zijn plaats. 1996.
Committee of Inquiry into the Future Development of the Public Health Function (Acheson report). London: HMSO, 1988.
Coronel S. De Gezondheidsleer toegepast op de Fabrieksnijverheid. Haarlem 1861.
Crebolder HFJM, Metsemakers JFM, Op 't Root JMH, Bartholomeus P, Bouhuys P, Boshuizen HPA. Patiëntgebonden onderwijs in de huisartspraktijk binnen de artsopleiding; het programma van de Rijksuniversiteit Limburg. Ned Tijdschr Geneeskd 1996; 140: 1320-3.
Crommentuyn R, Wildevuur SE. Verslag KNMG-congres 1998 'Zitwerk of loopbaan'. Medisch Contact 1998; 53: 1434-6.
Deen KJ van. Integratie van de sociale geneeskunde in het medisch weten, kunnen en handelen. Inaugurele rede. Groningen, 1960.
Derksen CHWJ. Sociale geneeskunde: waarom wel en waarom niet? Scriptie wetenschappelijke stage. Rijksuniversiteit Groningen, 2001.
Dijk JP van. Gemeentelijk gezondheidsbeleid. Omvang en doelgerichtheid. Dissertatie. Rijksuniversiteit Groningen, 2001.

Dijkstra GJ. De indicatiestelling voor verzorgingshuizen en verpleeghuizen. Dissertatie. Rijksuniversiteit Groningen, 2001.
Dijkstra GJ, Groothoff JW, Post D. De indicatiestelling in historisch perspectief. Tijdschr Gezondheidswetenschappen 2001; 5: 282-7.
Doeleman F. De maatschappelijke erkenning van de sociale geneeskunde. In: Maatschappelijke gezondheidszorg in perspectief. Assen: Van Gorcum, 1968.
Doeleman F. De plaats van de sociale geneeskunde in de gezondheidszorg. In: Tordoir WF, red. Sociale geneeskunde in de praktijk. Utrecht: Bohn, Scheltema & Holkema, 1978.
Dool CWA van den. Enige mogelijkheden tot het vroegtijdig opsporen van chronische ziekten door de huisarts. Leiden, 1960.
Doorn JA. Volksgezondheid en sociale ontwikkeling. Utrecht: Het Spectrum, 1965.
Dunning AJ. Wat als...? Over de onvoorspelbare en onvoorstelbare voortgang van de geneeskunde. Medisch Contact Jubileumspecial Geneeskunst in de 21e eeuw. 13 november 1999, 112-4.
Een School of Public Health in Nederland. Zeister Conferentie 1989.
European Communities no 3. Treaty as European Union including the Protocols and Final Act with Declarations. Maastricht 7 February 1992. London: HMSO, 1992.
Festen H. 125 jaar geneeskunst en maatschappij. Gedenkboek KNMG. Utrecht, 1974.
Gecková A. Inequality in health among Slovak adolescents. Dissertatie. Rijksuniversiteit Groningen, 2002.
Gijn J van. Onderwijs in de geneeskunde: 'Plus ça change, plus c'est la même chose'. Ned Tijdschr Geneeskd 1998; 142: 1-3.
Groothoff JW. Reïntegratie. Ga terug naar af...! Inaugurele rede. Rijksuniversiteit Groningen, 2002.
Gunning-Schepers LJ. Revival of Renaissance. Medisch Contact 1993; 48: 419.
Gunning-Schepers LJ, Mootz M. Gezondheidsmeting. Houten: Bohn Stafleu Van Loghum, 1992.
Gunning-Schepers L, Wendte JF. Sociale geneeskunde op de drempel van de 21e eeuw. In: Es JC van, e.a., red. Het medisch jaar. Houten: Bohn Stafleu Van Loghum, 1999.
Hoekstra E, Sanders K, Groothoff JW, Van den Heuvel W, Post D. Reïntegratie van chronisch zieken. De invloed van persoons- en ziektespecifieke kenmerken. Tijdschr v Arbeid en Participatie 2000; 22: 155-65.
Hoekstra E, Sanders K, Van den Heuvel WJA, Post D, Groothoff JW. De perceptie van werkgevers ten opzichte van chronisch zieken. Tijdschrift voor HRM 2001; 3: 89-104.
Hoeven HC van der, Hoeven EW van der. Om welzijn of winst. 100 jaar ziekenfondsen en sociale zekerheid. Deventer: Kluwer, 1993.
Hornstra R. Problemen der sociale geneeskunde. Inaugurele rede. Rijksuniversiteit Utrecht. Den Haag: Van Stockum, 1951.
Houwaart ES. De hygiënisten: artsen, staat en volksgezondheid in Nederland 1840-1890. Maastricht, 1991.
Huisjes HJ, Rossum HJM van. Een kortere opleiding tot arts? Med Contact 1998; 53: 1570-1.
Illich I. Grenzen aan de geneeskunde. Baarn: Het Wereldvenster, 1978.
Inspectie van de gezondheidszorg SodV. Staat van de gezondheidszorg; een rapportage over kwaliteit en toegankelijkheid. Rijswijk: Ministerie van Volksgezondheid, Welzijn en Sport, 1997.
Inspectie voor de Gezondheidszorg. Gemeentelijke betrokkenheid bij collectieve preventie. Rijswijk, 1995.

Keuzen in de zorg. Rapport commissie-Dunning. Kiezen en delen. Rijswijk: Ministerie van Welzijn, Volksgezondheid en Cultuur, 1991.
Klazinga NS. Sociale geneeskunde: de derde weg. Inaugurele rede. Universiteit van Amsterdam, 2000.
Klazinga NS. De millenniumbestendigheid van de sociale geneeskunde. Toekomstvisie van de hoogleraren sociale geneeskunde in Nederland. Spectrum Tijdschr v Gezondheidswetenschappen 1999 (77); 8: 449-61.
Köhler L. Public health; a movement of the time. NHV/Movement, 1995.
Kousbroek R. De emancipatie van Afke's tiental. NRC Handelsblad, 1994.
KPMG en NIPG-TNO. De werking van de Wet Collectieve Preventie Volksgezondheid. Rijswijk, 1993.
Krieger N, Birn AE. A vision of social justice as the foundation of public health: commemorating 150 years of the spirit of 1848. Am J Public Health 1998; 88: 1603-5.
Kuijjer PJ. Over de geschiedenis in het algemeen en de geschiedenis van de geneeskunde in het bijzonder. Geschiedenis der Geneeskunde 2000; 6: 196-207.
Kuiper JP. Mensopvatting en gezondheidszorg. Assen: Van Gorcum, 1980.
Lalonde M, A new perspective on the health of Canadians: a working document. Ottawa, 1974.
Lange JJ de. Leidt de medische opleiding nog artsen op? Ned T Geneeskd 2000; 144: 232-5.
Leertouwer H, Post D, Groothoff JW. De bijdrage van geneeskundigen aan de preventie van arbeidsgebonden aandoeningen in de 19e eeuw. Tijdschr SocGezondheidsz 2001; 79: 301-6.
Lucht F van der. Sociale ongelijkheid en gezondheid bij kinderen. Dissertatie. Rijksuniversiteit Groningen, 1992.
Lulof JH. Het onderwijs in de sociale geneeskunde aan de Nederlandse universiteiten. Groningen: St Wetensch Onderzoek Soc Geneeskunde, 1992.
LVSG (Landelijke Vereniging voor Sociale Geneeskunde). Missie en beleidsdoelen Landelijke Vereniging voor Sociale Geneeskunde. Utrecht, 1995.
Mackenbach JP. Mortality and medical care: studies of mortality by cause of death in the Netherlands and other European countries. SI: sn. Rotterdam 1988.
Mackenbach JP. Socio-economic health differences: proceedings of a symposium held on February 1st, 1991 in Rotterdam, the Netherlands. Rijswijk: Ministerie VWS, 1991.
Mackenbach JP. De veren van Icarus: over de achtergronden van twee eeuwen epidemiologische transities in Nederland. Utrecht: Bunge, 1992.
Mackenbach JP. Ongezonde verschillen: over sociale stratificatie en gezondheid in Nederland. Rotterdam, 1994.
Mackenbach JP. Het meesterschap van Daedalus. Instituut Maatschappelijke Gezondheidszorg. Rotterdam: Erasmus Universiteit, 2001.
McKeown T. The role of medicine – dream, mirage of nemesis? London: Nuffield Provincial Hospital Trust, 1976.
McKinlay JB, Marceau LD. To boldly go... Am J Public Health 2000; 90: 25-33.
McMichael AJ, Beaglehole R. The changing global context of public health. Lancet 2000: 356: 495-9.
Metz JCM, Pels Rijcken-van Erp EH, Brand van den-Valkenburg BWM. Raamplan 1994. Eindtermen van de artsopleiding. Nijmegen: Univ publicatiebureau KUN, 1994.
Ministerie WVC. Health for all by the year 2000. Rapportage Nederland. Leidschendam, 1985.
Molenaar JC. Geneeskundige opleiding moet op de helling. Medisch Contact 1998; 53: 1569-71.

Molenaar JC. Profielschets van de goede dokter. Ned Tijdschr Geneeskd 1998; 142: 2870-74.
Muntendam P. Gezondheidszorg in ontwikkeling. In: Schrijvers G, Boot JM, red. 1950-2000. Een halve eeuw gezondheidszorg. Lochem: De Tijdstroom, 1983.
Muntendam P. Plaatsbepaling van de sociale geneeskunde. Sociaal Wetenschappelijke Raad Handelingen KNAW 1966; 3.
Nijhuis H. Sociale geneeskunde is geen public health. GGD-nieuws 1993; 1.
Nota 2000: over de ontwikkeling van gezondheidsbeleid: feiten, beschouwingen en beleidsvoornemens 1986. Tweede Kamerzitting 1985-1986; 1 en 2: 19500.
Peale Norman Vincent. De kracht van positief denken. Baarn: ZH-Uitgeversmaatschappij, 1978.
Pols J, Scherpbier AJJA. Welke patiënt ziet de co-assistent? Waarom ziekenhuizen steeds minder geschikt zijn voor de opleiding van basisartsen. In: Vleuten cs, eds. Gezond Onderwijs. Houten: Bohn Stafleu Van Loghum, 1992.
Post D. Doctor Samuel Sarphati (1813-1866). Prijsvraag Geschiedenis der Geneeskunde, Amsterdam: 1965.
Post D. Doctor Samuel Sarphati. Med Contact 1980; 35: 1292-4.
Post D. Iatrogene ziekten: een onderzoek naar oorsprong en omvang. Alphen aan den Rijn: Stafleu, 1984.
Post D. Ieder woelt hier om verandering... Inaugurele rede. Rijksuniversiteit Groningen. Houten: Bohn Stafleu Van Loghum, 1993.
Post D. Groothoff JW. Sociale geneeskunde. Maatschappelijke aspecten van de gezondheidszorg. In: Es JC van ea, red. Het medisch jaar 1994. Houten: Bohn Stafleu Van Loghum, 1994; 213-31.
Post D. Priorities in the Netherlands. Resultaten van expertstudie. Intern verslag Rijksuniversiteit Groningen, 1997.
Post D. Grotenhuis A, Haadsma M, Hullegie L. Toekomstverwachtingen van medisch studenten. Medisch Contact 1998; 53: 617-9.
Post D. Zorg en verzekeren in de 21e eeuw. ZetN, 15. 15-12-2000.
Post D. Een blik op de gezondheidszorg in Burkina Fasso. Intern rapport Rijksuniversiteit Groningen, 2000.
Post D, Hommes H. Gezondheid...! Zorg en verzekeren in de 21e eeuw. Den Haag: Ten Hagen Stam, 2001.
Post D. Aanhoudende crisis in de huisartsgeneeskunde. Patient Care 2001.
Post D. De veranderende positie van de huisarts in 21ste eeuw (1). Tijdschr voor Huisartsgeneesk 2001; 18: 134-6.
Post D. De veranderende positie van de huisarts in de 21ste eeuw (2). Tijdschr voor Huisartsgeneesk 2001; 18: 176-180.
Post D. De weg door het medisch circuit. In: De Haes JCJM, red. Psychologische patiëntenzorg in de oncologie. Assen: Van Gorcum, 2001; 362-70.
Programmacommissie Sociaal-Economische Gezondheids Verschillen – tweede fase. Sociaal-economische gezondheidsverschillen verkleinen. Eindrapportage en beleidsaanbevelingen van de programmacommissie SEGV-II. Den Haag: ZorgOnderzoek Nederland, 2001.
Querido A. Voordrachten over sociale geneeskunde. Leiden: Stenfert Kroese, 1947.
Reijneveld SA, Belleman SJM. Lokaal gezondheidsbeleid en collectieve preventie. Medisch Contact 1991; 46: 1228-30.
Ringoir DJB. Nieuwe bloei voor de sociale geneeskunde? Med Contact 1993; 48: 55-7.
RIVM. Volksgezondheid Toekomstverkenning. Bilthoven, 1993.
Rosen G. The history of public health. London: Johns Hopkins University Press, 1993.
Rovius. In een Buiten Praktijk onder gezonden en kranken. Schoonhoven, 1848.

Ruwaard D, Kramers PGN. Volksgezondheids Toekomst Verkenning 1997: De som der delen. Utrecht/Bilthoven: Elsevier/De Tijdstroom/RIVM, 1997.
Saltman RB. Balancing state and market in health system reform. Eur J Public Health 1997; 7: 119-20.
Satcher D. Why we need an international agreement on tobacco control. Am J Public Health 2001; 91: 191-3.
SEGV Programmacommissie Sociaal-Economische Gezondheidsverschillen – tweede fase. Zorgonderzoek Nederland. Den Haag, 2001.
Sigerist HE. Civilisation and Disease. Chicago: University of Chicago Press, 1962.
Sociale geneeskunde in de huidige gezondheidszorg. IOSG-rapport, 2000.
Swaan A de. Zorg en de staat. Welzijn, onderwijs en gezondheidszorg in Europa en de Verenigde Staten in de nieuwe tijd. Amsterdam: Bert Bakker, 1996.
Thien WMAH, Voldoende aanknopingspunten voor versterking van OGZ. Health Management Forum 2001; 7: 7-9.
Tordoir WF, red. Sociale geneeskunde in de praktijk. Bouw en werking van de gezondheidszorg. Utrecht: Bohn Scheltema & Holkema, 1978.
Treaty as European Union including the Protocols and Final Act with Declarations. European Communities. Maastricht, London: HMSO 7-2-1992.
Tuinstra J. Health in adolescence: an empirical study of social inequality in health, health risks behaviour and decision making styles. Dissertatie. Rijksuniversiteit Groningen, 1998.
Tuntler JH. Eodem, sed aliter. Inaugurele rede. Rijksuniversiteit Groningen, 1947.
Virchow RLC. Eerste nummer der 'Medizinische Reform'. Geciteerd door Mosse und Tugendreich Krankheit und Soziale Lage. 1848; S 12.
Voorhoeve HWA. Honderd jaar consultatiebureau voor zuigelingen. Patient Care oktober 2001: 65-70.
Vossen JJJH. Een Wet Collectieve Preventie of een Wet op de geneeskundige en gezondheidsdiensten? Medisch Contact 1990; 11: 351.
VWS. Gezond en Wel. Rapport Ministerie Volksgezondheid Welzijn en Sport. Rijswijk, 1995.
Wal G van der. sociale geneeskunde en verantwoorde zorg. Inaugurele rede. Vrije Universiteit Amsterdam, 1997.
Well O, Mc Kee M. Setting priorities for health in Europe: are we speaking the same language? Eur J Public Health 1998; 8: 256-8.
Wet collectieve preventie volksgezondheid (regels met betrekking tot collectieve preventie op het gebied van de volksgezondheid). WCPV. Staatsblad 1990, 300.
WHO/Aspher, Task force. HFA-based public health Leadership Training, 1989.
WHO. New challenges for public health. Report of an interregional meeting. Genève, november 1995.
Wiegersma PA. Long-term effects of preventive activities of youth health care for school children in the Netherlands. Dissertatie. Katholieke Universiteit Nijmegen, 1999.
Wildevuur S. Droom of werkelijkheid? Medisch Contact 1999; 54: 1199.
Winter ER de. Collectieve preventie. Een strategie. Medisch Contact 1990; 45: 349-50.
Winter ER de. Public health, sociale geneeskunde en basisgezondheidsdiensten. Uitweg uit de spraakverwarring. Medisch Contact 1989; 44: 635-7.
Zeister Conferentie: Een school of public health in Nederland. Rapport Ned Vereniging voor Algemene Gezondheidszorg. Rotterdam, 1990

REGISTER

academisering 60
adviserend geneeskundigen 41
arbeidsinspectie 16
arbeidsomstandigheden 12
arbeidsongeschiktheid 20, 34
arbo-arts 43
armoedebestrijding 16
arts arbeid en gezondheid, bedrijfsarts 20
arts arbeid en gezondheid, verzekeringsarts 20
arts maatschappij en gezondheid 20
arts-AMG 59
artsen infectieziektenbestrijding 39

bacteriologie 13
basisarts 55
bedrijfsarts 42
bedrijfsgeneeskundige dienst 18
behoeftesturing 32
beroepsgezondheidszorg 20
beroepsgroepen 38
beroepskeuze 23
bevolkingsonderzoek 56

chronische patiënten 33
claimbeoordeling 42
collectieve preventie 6
collectieve preventieprogramma's 56
collectiviteit 1
community genetics 29
community health 20
community medicine 21
consultatiebureauarts 18
consultatiebureauartsen 38
curatieve sector 22

definitie van Muntendam 2
determinanten van ongezondheid 26
determinanten van ziekte en gezondheid 7

economische aspecten 29
economisering 30

effectonderzoek 21
eindtermen 54
epidemiologie 5, 8
evaluatie van het medisch handelen 54
evaluatiestudies 63

facetbeleid 30
fysische omgeving 29

gedragswetenschappers 15
gehandicaptenzorg 39
genetisch paspoort 29
genetische factoren 29
gezonde levensverwachting 32
gezondheidsbegrip 27
gezondheidsbevordering 34
gezondheidsdoelen 31
gezondheidsenquête 5
gezondheidsindicatoren 33
gezondheidsleer 13
gezondheidsmodel 28
gezondheidsmonitor 5
gezondheidsprofiel 39, 63
gezondheidsrisico's 55
gezondheidsvisie 47
gezondheidsvoorlichting en -opvoeding 7
gezondheidswinst 8, 32
gezondheidszorgonderzoek 21
gezondheidszorgstelsel 30
globalisering 48
Groninger curriculum 56

health (services) research 21
hygiëneleer 52
hygiënisten 2

inclusieve gezondheidszorg 65
infectieziekten 25
Inspectie van de Arbeid 41
Inspectie van de Volksgezondheid 41
integrale geneeskunde 2, 65

jeugdartsen 38

REGISTER 71

jeugdgezondheidszorg 6

Keuzen in de Zorg 27, 54
klinische fase 57
kosten-batenanalyse 54
kwaliteit van leven 28

Lalonde 28
langdurige arbeidsongeschiktheid 42
leerstoelen 14
levensverwachting 32

maatschappelijke gezondheidszorg 4
marktgeoriënteerd systeem 30
medische opleiding 52
medische wetgeving 11

niet-curatieve artsen 22

occupational medicine 21
omgevingsgerichte interventies 55
ongevallenwet 18
ouder- en kindzorg 23

preventie van arbeidsverzuim 34
primaire preventie 46
Public Health programma's 48

Raamplan 2001 55
reïntegratiebeleid 35
reprofessionaliseren 45
rustcultuur 53

sanitatie 12
schaarste 32, 63
scholing 23
schoolarts(en) 18, 38, 39
screening 6
Serendipiteit 26

sociaal-economische gezondheidsverschillen 30
sociaal-medische begeleiding 43
sociale aspecten van ziekte en gezondheid 23
sociale dimensie van de geneeskunde 2
sociale omgeving 29
sociale ongelijkheid 16
sociale verzekeringen 19
sociale wetten 15
specialistische geneeskunde 15
sportartsen 41

targets 48
tekort aan artsen 24

verbetering van leefwijzen 16
vervangingsgeneeskunde 26
verwijsfunctie 44
verzekeringsartsen 19, 34
verzekeringsgeneeskundigen 42
verzorgingsstaat 17
volksgezondheidsstelsel 46
vraagsturing 32

wachtlijstproblematiek 54
werkdruk 53
Wet Collectieve Preventie Volksgezondheid 7, 39
wet van de verminderde meeropbrengst 32
wetenschappelijke stage 57
wijkverpleging 38

ziekenfondswet 15
ziekenhuisgeneeskunde 23
ziektebegrip 27
Ziekteverzuim 35
zorgverzekeraars 41

GPSR Compliance
The European Union's (EU) General Product Safety Regulation (GPSR) is a set of rules that requires consumer products to be safe and our obligations to ensure this.

If you have any concerns about our products, you can contact us on

ProductSafety@springernature.com

In case Publisher is established outside the EU, the EU authorized representative is:

Springer Nature Customer Service Center GmbH
Europaplatz 3
69115 Heidelberg, Germany

www.ingramcontent.com/pod-product-compliance
Ingram Content Group UK Ltd.
Pitfield, Milton Keynes, MK11 3LW, UK
UKHW021307180426
11947UKWH00015B/1070